MANUEL

DES

HÉMORROÏDAIRES.

D.ʳ M. P , *rue de la Sourdière*, Nᵒ 55.

CONSULTATIONS DE MIDI A DEUX HEURES.

IMPRIMERIE DE GOETSCHY,
RUE LOUIS-LE-GRAND, Nᵒ 27.

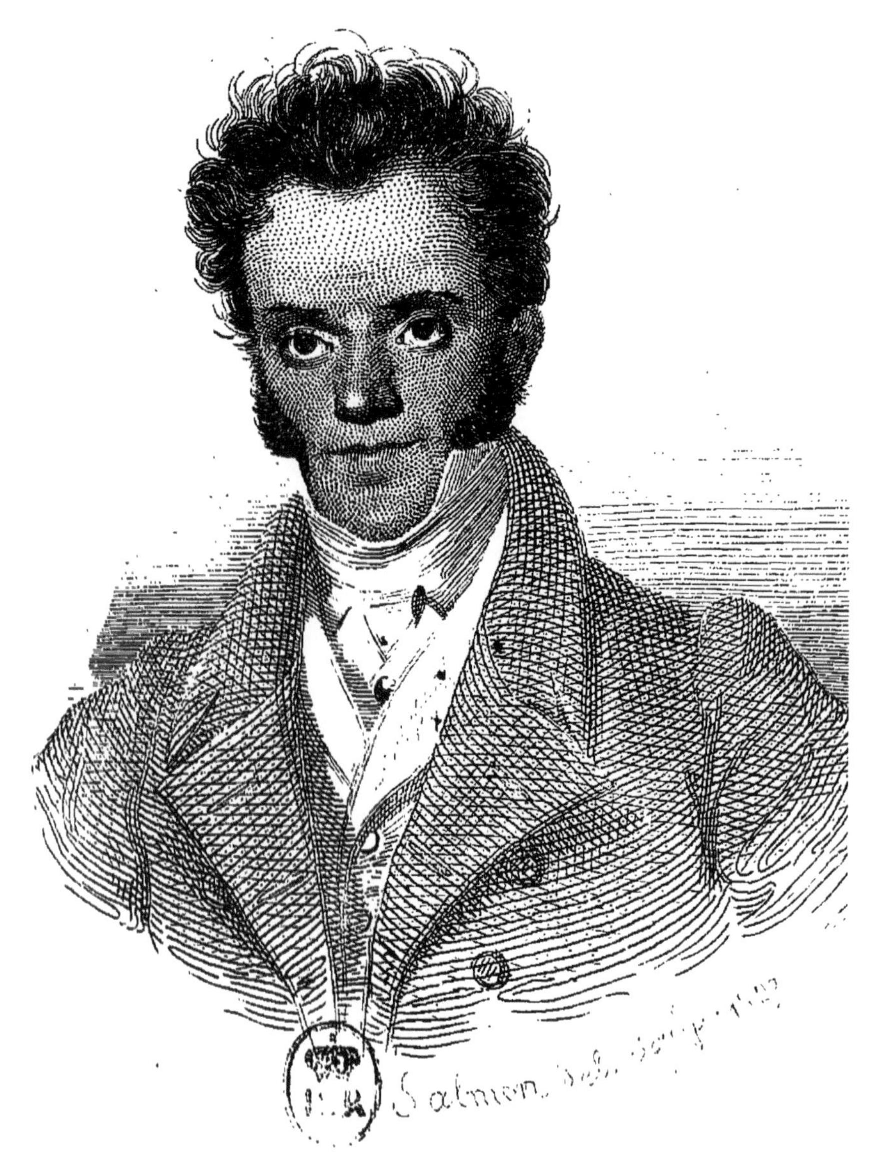

LE DOCTEUR DELACROIX

Médecin à Paris.

MANUEL

DES

HÉMORROÏDAIRES,

CONSIDÉRATIONS ET OBSERVATIONS PRATIQUES

Sur la nature, les causes, les symptômes et le traitement de tous les accidens auxquels ils sont exposés; moyens de les soulager constamment et de les guérir radicalement (dans certains cas); régime et règles de conduite qui leur conviennent.

Il n'existe pas de maladies où la connaissance du tempérament soit plus importante.

PAR LE DOCTEUR DELACROIX,

Médecin de la Faculté de Paris, de feu LL. AA. SS. le Prince et la Princesse L. de Condé, ex-Médecin interne de l'Hôtel-Dieu et de l'hôpital des Enfans malades de Paris, ex-Professeur de Physiologie et d'Hygiène, ancien Membre de l'École pratique, de la Société anatomique, Associé correspondant de plusieurs Académies savantes, nationales et étrangères, Membre de différentes institutions philantropiques, Auteur de divers Mémoires sur des sujets de Médecine pratique de la connaissance du Tempérament, etc.

PRIX 3 FR. ET 3 FR. 50 C. PAR LA POSTE.

AVEC PORTRAIT GRAVÉ.

Troisième Édition.

Paris,

CHEZ L'AUTEUR, RUE DE LA SOURDIÈRE, N° 33.

PRÈS LE MARCHÉ SAINT-HONORÉ.

1829

A LA MÉMOIRE

DE

CORVISART.

PRÉFACE.

Les Hémorroïdes ont été pendant long-temps regardées comme un bienfait de la nature, annonçant un bon tempérament. Les Allemands, plus remarquables par leur érudition que par le tact médical, ont appelé métaphoriquement cette maladie, *flux d'or, flux doré, veine d'or.* Je ne crains pas d'avancer comme un principe dont la vérité me paraît incontestable : que *les* HÉMORROÏDES *sont presque toujours la suite d'un vice dans la santé* et que l'on peut, plus souvent qu'on ne le croit communément, *en obtenir la cure radicale,* en attaquant ce vice dans son principe.

Me fondant ensuite,

1° Sur ce que les HÉMORROÏDES sont une cause d'infirmités et d'assujétissement pénible;

2° Sur l'impossibilité où l'on est quelquefois de les maintenir dans leur état de simplicité et d'empêcher que leurs complications ne deviennent des maladies cruelles;

3º Sur ce que la suppression de l'état fluxionnaire qu'elles entretiennent, peut être suivi des plus grands dangers;

Je veux m'attacher à démontrer combien il importe de combattre cette affection, aussitôt qu'elle se montre pour la première fois, afin d'en prévenir les récidives.

Persuadé comme je le suis, *qu'il n'existe pas de maladies où la connaissance du tempérament soit plus importante* (1), je distinguerai, avec toute la prudence pos-

---

(1) On trouvera à la fin de cet ouvrage l'annonce de celui que j'ai publié récemment sur ce sujet.

sible, non-seulement les circonstances où il convient d'entretenir les Hémorroïdes ; mais celles où il faut savoir les développer à propos chez ceux qui n'en n'ont jamais eu, afin de guérir d'autres maladies graves, ou d'en arrêter les progrès.

Je me crois donc à l'abri de toute prévention de la part de certains esprits qui, sur le titre de cet ouvrage, pourraient m'accuser de consacrer un principe dangereux, en annonçant la possibilité de guérir cette cruelle infirmité indistinctement dans tous les cas. Puisse le public m'accorder les mêmes suffrages qu'à mon ouvrage sur *la*

Connaissance du Tempérament, et je me flatterai de cette idée, que *c'est bien mériter de son pays, que de soulager ses semblables.*

Loin de solliciter aucune bienveillance, je demande à ceux-là seuls capables de juger sainement mon travail, toute leur sévérité. Des observations critiques, fussent-elles faites avec aigreur, m'intéresseront plus, si elles sont justes, que des louanges données par l'amitié ou la fraternité médicale. On me trouvera toujours disposé à y répondre. J'en serai même reconnaissant, si elles peuvent contribuer au perfectionnement d'un ouvrage dont le but est d'appeler l'attention publique sur une affection qui est généralement mal connue dans sa nature et dans le traitement qu'on doit lui appliquer; mais nous saurons aussi, avec la fermeté de caractère et l'indépendance que nous assurent notre profession, nos opinions et notre rang dans le monde, regarder en pitié ceux que la réputation ou les succès de leurs confrères importunent. Leur amour-propre serait cruellement blessé, si l'on mettait le public dans la confidence des moyens qui leur ont attiré des cliens, des honneurs et des places : toute leur vertu est dans le patelinage, dans la flexibilité de la colonne vertébrale; ils se croient des géants dans leur petite sphère, d'où ils voudraient voir le soleil ne luire que pour eux : ils se proclament les mandataires de l'humanité souffrante; les législateurs du monde médical!!!.... vus de près, ce sont des pygmées (1). Il existe un autre ordre de médecins moins habiles dans l'art de l'intrigue; mais

______

(1) Honneur à la commission chargée du travail relatif au projet d'une nouvelle organisation de la médecine : nous y voyons des hommes infiniment recommandables; il en est même dont l'amitié nous est précieuses: la noblesse de leur caractère est pour nous un gage certain de *leur désintéressement* dans l'examen de ces graves questions.

que leur petitesse d'esprit porte sans cesse à épier les succès de certains ouvrages , pour créer de suite un canevas sur le même sujet. Le public les reconnaît si bien qu'on peut se dispenser de les lui signaler.

Disons-le donc hautement: Si la gloire n'est belle que pour le brave qui l'a conquise par son épée ; la réputation médicale n'est bien acquise que par des services rendus : soit par des découvertes utiles au soulagement de l'humanité , soit par des travaux qui ont reculé les bornes de la science, soit par ce dévoûment sublime qui a fait des *Desgenettes* , des *Larrey*, des

Percy, des *Pariset*, des *Bally* et des *Chervin*, autant de héros en médecine.

Mentionnons également avec honneur ceux qui doivent leurs places aux concours.

Quoique notre propre expérience soit notre premier guide, il faut, dans les sciences d'observations, toujours mettre à profit celles des autres et surtout se soustraire à ce dangereux ESPRIT DE SYSTÊME qui asservit tellement les idées, qu'au lieu de voir les choses ce qu'elles sont réellement, on ne les voit que sous un faux jour, à travers le prisme de l'imagination, entourées d'hypothèses et d'erreurs. Est-il évident qu'on se soit trompé, ce n'est pas *le juge-ment* qui est en défaut, c'est, si l'on osait le dire, *la nature.*

Les SYSTÊMES en médecine res-semblent à la peste; leur pas-sage est marqué par le ravage et la destruction.

L'observation et l'expérience; voilà les seuls guides certains dans la recherche de la vérité : telle était la médecine d'HIPPO-CRATE ; telle sera toujours la nôtre.

Si des recherches longues et multipliées m'ont amené à des découvertes utiles, ou au perfec-tionnement de quelques moyens thérapeutiques, je me fais gloire de leur donner de la publicité : jamais la malveillance ni la prévention n'oseront m'accuser d'en faire un secret : que chacun divulgue ainsi le fruit de son expérience , et l'on aura bientôt écrasé *l'hydre du charlatanisme.*

OBSERVATION. On trouvera mentionné dans cet ouvrage un remède que je ne saurais trop recommander pour calmer les *douleurs hémorroïdales.* Son action comme *résolutif* et *fondant* est de même bien constatée par un grand nombre de faits. La lecture de la 7ᵉ observation , rapportée page 66 , fera connaître les motifs qui m'ont naturellement porté à y attacher un nom illustre, en l'appelant BAUME DE CORVISART.

MANUEL

DES

HÉMORROÏDAIRES.

ARTICLE 1er.

Définition des HÉMORROÏDES.

LES HÉMORROÏDES, maladie excessivement commune, opiniâtre et
cruelle, consistent dans un état fluxionnaire établi à l'extrémité de l'intestin rectum, avec ou sans écou-

lement de sang ou de mucosités, précédé ou accompagné de petites tumeurs autour de l'anus ou dans l'intérieur de l'intestin et sujet à des retours périodiques ou irréguliers.

ARTICLE **2**.

Principe le plus ordinaire des HÉMORROÏDES.

Le principe de cette affection se trouve le plus souvent dans une gêne de la circulation du sang dans le bas-ventre par l'excès de volume et de dureté du foie : tout traitement méthodique, tendant à une cure radicale, doit donc avoir pour but de résoudre les engorgemens ou obstructions de ce viscère.

Article 3.

Nature du sang hémorroïdal ; son mode d'écoulement.

Le sang provenant des Hémorroïdes, ne vient exclusivement ni des veines ni des artères : le travail fluxionnaire existe dans le système capillaire intermédiaire à ces deux ordres de vaisseaux. Il sort par petites gouttes et par une véritable exhalation et non par la déchirure spontanée d'aucun vaisseau, comme l'ont prétendu de célèbres praticiens et anatomistes. Ces déchirures, lorsqu'elles arrivent, sont l'effet d'une cause mécanique, telle qu'une forte pression , la présence d'un corps étranger, des efforts pour aller à la garde-robe : les hémorragies qui en résultent peuvent être extrêmement dangereuses.

Voici, à ce sujet, une observation intéressante.

PREMIÈRE OBSERVATION.

Un jeune avocat, défendant d'office une accusée à la cour d'assise, souffrait depuis plusieurs jours de douleurs hémorroïdales très-vives. L'ardeur de son zèle lui fait oublier son mal, et après une brillante improvisation, il s'assied brusquement, éprouve une douleur horrible, pâlit et s'évanouit. On l'enlève de l'audience ; une voiture le transporte à son domicile ; je suis appelé auprès du malade qui présentait la pâleur de la mort ; le pouls était très-faible et les battemens du cœur à peine sensibles, étendu sur son lit, sa chemise nous apparaît comme trempée dans un sang rouge et vermeil. Une inspection attentive me fit voir deux tumeurs violettes affaissées, d'où sortait ce sang par de petites crévasses très-apparentes. M. DUFOUR, médecin ordinaire de la famille, est appelé ; il partage l'avis que je venais de donner, de faire de suite une saignée du bras ; tous les moyens employés localement étant insuffisans pour arrêter l'hémorragie, cette saignée eut le résultat le plus satisfaisant ; mais le surlendemain, de nouvelles tumeurs se montrèrent avec de vives douleurs, ayant un caractère plutôt nerveux qu'inflammatoire. Je proposai à notre très-honoré confrère d'employer le Baume mentionné dans tout le cours de cet ouvrage, sous le nom de Baume de Corvisart. L'effet en fut tellement prompt, comme calmant et résolutif, que M. le docteur Dufour, qui lui-même était hémorroïdaire, se proposait d'en faire usage, lorsque le lendemain une attaque d'apoplexie l'enleva subitement au milieu d'un repas académique.

M. L. N. *** depuis qu'il fait usage de ce Baume, n'a jamais eu le moindre ressentiment de son mal.

Article 4.

Comment a lieu la première apparition des Hémorroïdes *? Symptómes précurseurs.*

La moitié au moins des personnes affectées d'Hémorroïdes, n'ont jamais rendu de sang par l'anus. Les premières attaques sont presque toujours sans tumeurs ; voici, en général, comment se manifeste, pour la première fois, l'état hémorroïdaire.

Il s'établit vers l'anus une fluxion sanguine, accompagnée d'un simple sentiment de tension et de pesanteur plus ou moins douloureuse du siége et des parties environnantes : ce symptôme est constant, Cet état, qui d'abord n'a rien de pénible, cesse graduellement après trois ou quatre jours, puis se renouvelle à des intervalles assez éloignés. Il se termine fréquemment par l'écoulement d'un sang pur et vermeil qui s'épanche et sort quand on rend les matières fécales, et qui les recouvre, sans y être mêlé.

On observe assez souvent, au lieu de sang, des mucosités blanchâtres.

C'est après que les symptômes de cette fluxion sanguine se sont renouvellés à plusieurs reprises (quelquefois cependant dès leur première apparition) que se développent des tumeurs plus ou moins volumineuses avec douleurs tantôt obtuses et tantôt très-vives : il y a fréquemment constipation.

Les HÉMORROÏDES sont souvent annoncées par des douleurs vives de l'estomac qui rejette tout ce qu'on lui présente , gonflement avec tension douloureuse des hypocondres, surtout du côté gauche ; coliques qui paraissent causées par des vents, et qui cessent quand on en a rendu par en haut ou par bas. D'autres fois ce sont des palpitations, une toux sèche , de la difficulté de respirer , de l'oppression , des douleurs de poitrine , des crachemens de sang , des sueurs générales ou bornées à la partie supérieure des cuisses et aux environs du fondement , des vertiges, tintemens d'oreilles et pesanteurs de tête : souvent il y a sécheresse de la peau et de la bouche; altération, trouble et diminution des urines; quelquefois il sort du fondement des matières glaireuses , ou un liquide semblable à des lavures de chairs.

ARTICLE 5.

Autre mode de développement des HÉMORROÏDES.

Souvent et sans qu'il existe de constipation, et en l'absence de tout effort, les personnes sujettes aux HÉMORROÏDES (dit de MONTÈGRE), ressentent tout-à-coup dans un point quelconque de la marge de l'anus, un petit picottement qui les avertit que dans ce point va se former une tumeur ; bientôt cette tumeur fait une légère saillie, devient douloureuse et a pris ordinairement tout son accroissement en vingt-quatre heures : elle est rouge, très-enflammée ; on y sent des battemens ou pulsations, et le passage des matières ainsi que le moindre attouchement y redoublent les douleurs. Cependant après cinq à six jours, l'inflammation diminue progressivement, et cesse quand aucune cause ne tend à la renouveller ou à l'entretenir : le plus ordinairement néanmoins, une seconde tumeur, pareille à la première, se développe de l'autre côté de la marge de l'anus et le même cercle de douleurs recommence.

Il n'est pas de maladies plus sujettes que les HÉMORROÏDES à la récidive, et à des retours périodiques; mais le plus souvent elles se montrent d'une manière irrégulière et avec une grande variété dans l'intensité ou la durée des symptômes.

ARTICLE .

Symptômes locaux des HÉMORROÏDES.

Sentiment de pesanteur avec embarras plus ou moins douloureux dans la région des lombes, au périnée et aux cuisses; fréquentes envies d'uriner ou d'aller à la garde-robe; démangeaisons et chaleurs à l'anus ou dans l'intérieur du fondement; appétits vénériens; suintemens de mucosités; douleurs comparables à celles qui résulteraient de coups d'aiguilles, ou d'étincelles électriques qui se succéderaient; ou bien de l'enfoncement d'un coin dans ces parties; serrement spasmodique du sphincter; tubercules livides et douloureux en dedans ou en dehors du fondement: il s'en écoule communément du sang, qui suinte aussi quelquefois sans que l'on aperçoive aucune tumeur à l'extérieur.

ARTICLE 7.

Symptômes généraux: trouble de toutes les fonctions.

Les HÉMORROÏDES, loin d'être une maladie légère et de peu d'importance ou une infirmité, sont quelquefois accompagnées de symptômes qui peuvent avoir beaucoup de gravité. Voici une observation d'autant plus remarquable, qu'elle offre à elle seul l'ensemble de presque tous ceux qui s'observent communément.

DEUXIÈME OBSERVATION.

M. W***, banquier à Amsterdam, appelé à Paris pour un procès, souffrait depuis long-temps d'HÉMORROÏDES qui avaient un caractère héréditaire dans sa famille. Agé de quarante-cinq ans, d'un tempérament bilioso-sanguin et d'un caractère excessivement violent; il eut deux fois, dans l'espace d'un an, à la suite d'accès de colère et presque subitement, une jaunisse considérable et un flux hémorroïdal si abondant qu'il faillit y succomber. Descendu à l'hôtel des Princes, rue de Richelieu, en juillet 1827, par une température brûlante et l'esprit fortement préoccupé, il me fit appeler. Voici quel était l'état du malade :

Apparence de deux tumeurs hémorroïdales du volume d'une cerise chacune. La peau qui les recouvrait était tendue, lisse, et d'un rouge violacé; sensation de chaleur brûlante au fondement, de pesanteur au périnée, très-grande sensibilité à la partie supérieure des cuisses, réfroidissement et engourdissement des membres inférieurs; douleurs depuis le bas des reins jusqu'à la nuque, où se faisait sentir un tiraillement assez fort; coliques violentes, difficulté d'uriner, démangeaisons au bout du gland, constipation extrême, écoulement par l'anus de mucosités blanchâtres, bouche sèche, altération, explosion de vents dont la sortie causait au fondement des douleurs horribles, volume du foie considérablement augmenté;

tristesse, mélancolie, frissons, pouls dur et serré, palpitations, difficulté de respirer, digestion pénible, teint jaune, face vultueuse, animée, yeux étincelans, vertiges, stupeur, état apoplectique. Voici ce que je proposai : large saignée du bras, deux onces d'huile de ricin, limonade froide. Au bout de cinq heures, il se fit d'abondantes évacuations de matières fécales et d'urines, et tous les accidens cérébraux disparurent; il ne restait plus que les tumenrs *hémorroïdales* : le BAUME DE CORVISART étendu sur un cataplasme fait avec des feuilles de mauves, de morelle, de jusquiame et appliqué presque froid, produisit les plus heureux effets. La résolution de ces tumeurs fut complète au bout de huit jours.

M. W***, conformément aux conseils qu'il avait pris de moi en quittant Paris, s'est fait faire une saignée du bras tous les trois mois ; il fait habituellement usage du Baume en onctions ; il n'éprouve plus la moindre douleur au fondement. L'engorgement du foie a considérablement diminué par l'effet du traitement apéritif et fondant, dont les Pilules indiennes faisaient la base. (On trouvera page 55 une mention particulière de ces Pilules.) Je ne doute pas que si M. W*** persiste quelque temps encore à suivre avec une grande exactitude le traitement et le régime que je lui ai prescrit, il ne guérisse radicalement. La précaution qu'il prendra d'entretenir une grande liberté de ventre, le garantira de tout accident, surtout s'il n'omet pas la saignée du bras répétée de temps en temps.

Article 8.

Accidens qui peuvent être la suite des Hémorroïdes, *ou les compliquer.*

L'affection hémorroïdaire dégénère souvent en accidens très-graves: tels que fissures, crevasses, rétrécissemens considérables de l'anus, ulcérations, abcès, fistules, ténesmes ou épreintes, chute du fondement, squirre, cancer, inflammation de la vessie, gangrène et hémorragies qui peuvent être mortelles. On doit encore ajouter aux accidens dont les Hémorroïdes se compliquent, la récidive trop fréquente ou la prolongation indéfinie des accès; les crises de douleurs excessives; des coliques qui, quand elles sont violentes, continues, accompagnées de soulèvemens d'estomac et même de vomissemens, de gonflement du bas-ventre, resserrement du pouls, froid des extrémités et sécheresse de la peau, dénotent une inflammation intestinale; un écoulement blanchâtre et muqueux, produit par un véritable catarrhe de l'intestin; la difficulté ou même l'impossibilité du passage des matières excrémentitielles, soit par suite de l'épaississement des parois de l'intestin, soit par l'obstacle que produisent de nombreux tubercules développés dans le rectum.

Un autre accident mentionné par le professeur CHAUSSIER, est l'expression du fluide spermatique ou prostatique, lorsque les malades vont à la garde-robe; il arrive souvent aussi, à certaines personnes, d'avoir des écoulemens qui ont un caractère suspect et qui ne sont occasionnés ou entretenus que par une disposition hémorroïdaire. La treizième observation citée, page 83, en est une preuve évidente:

Un accident que j'ai eu occasion d'observer, étant attaché en 1813, au service de M. DUPUYTREN, à l'Hôtel-Dieu, est une constriction spasmodique de l'anus, telle que les matières ne peuvent s'écouler que comme par une filière, par des efforts inouis et avec des douleurs atroces.

L'observation suivante offre encore une complication d'un caractère grave et particulier.

TROISIÈME OBSERVATION.

M. P***, âgé de trente-huit ans, employé à l'administration des postes, éprouvait depuis long-temps des douleurs horribles au fondement, comparables à la sensation d'un fer chaud dans cette partie ; les médecins qui l'avaient traité, avaient considéré cette affection comme une dartre vive, et l'avaient pendant long-temps soumis à un traitement *dépuratif*. Le malade vint me consulter : l'ayant examiné avec beaucoup d'attention, je reconnus plusieurs tumeurs oblongues et déprimées à l'entrée du fondement ; soupçonnant que ces tumeurs étaient séparées par des crévasses, j'introduisis dans l'intestin une mêche de charpie, enduite de cérat ; je retirai cette mêche au bout de quelques heures, et je reconnus aux empreintes de pus, l'existence bien évidente de ces crévasses assez profondes qu'on avait prises pour des dartres, et qui se trouvaient cruellement irritées par le passage des matières endurcies. Je suis tellement persuadé que la longue continuité des douleurs hémorroïdales, surtout celles de cette nature, est fréquemment le principe de la dégénérescence cancéreuse, que je ne néglige rien pour les calmer. J'employai sans succès dans ce cas toutes les préparations opiacées connues. Le malade ne guérit que par l'usage du Baume de Corvisart porté à l'aide de mêches dans l'intestin. Si ce moyen eut échoué, j'étais déterminé à conseiller l'excision des tumeurs, opération qu'il faut éviter autant que possible.

Les Hémorroïdes peuvent enfin être compliquées avec la goutte, le rhumatisme, les dartres, les affections vénériennes, les engorgemens du poumon, du foie, de la rate, les pierres de la vessie, la gravelle, l'histérie, l'hypocondrie, la mélancolie et les aliénations mentales. Dans tous ces cas, les Hémorroïdes forment le plus souvent la maladie principale et demandent toute l'attention du médecin.

ARTICLE 9.

Circonstances qui influent sur le développement des HÉMORROÏDES.

Aucune constitution et aucun tempérament ne sont exempts des HÉMORROÏDES; aucun âge n'en est à l'abri. Elles sont souvent un des tourmens de la vieillesse : on les observe quelquefois chez les enfans; mais c'est communément depuis la puberté jusqu'à l'âge de quarante cinq ans que cette affection se manifeste, et particulièrement vers cette époque de la vie qu'on appelle retour d'âge. Elle est plus fréquente chez les hommes que chez les femmes; on l'observe surtout dans la constitution bilieuse avec état pléthorique, prédominance des systèmes veineux, développement de l'appareil hépatique, et exaltation de la sensibilité.

Cette maladie est plus commune dans les villes que dans les campagnes. Les pays chauds et le midi de la France, où l'on fait usage d'aromates et de vins capiteux, et où les passions sont vives, développant la pléthore et la constitution bilieuse, y prédisposent. Les habitans des pays froids y sont aussi très-sujets, probablement à cause de leur constipation habituelle. Boerrhave avait fait la même remarque relativement aux peuples de la Grèce et de l'Asie. Les Hémorroïdes sont extrêmement communes en Angleterre, en Autriche, en Pologne ; j'ai soigné beaucoup de Portugais qui m'ont dit qu'elles l'étaient infiniment à Lisbonne.

Le printemps, l'époque des solstices et des équinoxes, les variations subites de température, la transition d'une vie active à une vie sédentaire, surtout chez les personnes qui par goût ou par profession restent constamment assises, influent beaucoup sur leur développement.

Les Hémorroïdes ont un caractère *éminemment héréditaire.* Je suis médecin d'une famille dans laquelle sept personnes en sont atteintes : un enfant de six ans commence déjà à en souffrir; trois, chez lesquelles j'ai constaté un engorgement du foie, ont guéri radicalement par un traitement apéritif et fondant dont les Pilules indiennes qui contiennent des principes savonneux, faisaient la base. Les autres personnes de cette famille qui en sont également affectées, sont : deux hommes replets, se nourrissant beaucoup et offrant une disposition apoplectique et asthmatique ; une jeune dame qui a fréquemment des crachemens de sang ; et son frère âgé de vingt ans , menacé de phthisie. Je me garderais bien de la moindre tentative tendante à les guérir de leur fluxion hémorroïdale : ils calment leurs douleurs avec le BAUME DE COR-VISART, et n'ont jamais de crises. La neuvième observation citée page 71, offre encore un exemple de cette disposition héréditaire.

La manière de vivre a une grande influence sur les HÉMORROÏDES, et particulièrement la nature de certains alimens ; on regarde généralement comme nuisibles dans toute disposition hémorroïdaire, l'ail, les oignons, les échalottes, les radis, la moutarde, les salaisons, les épices, comme le poivre, le clou de girofle, la canelle, tous les mets aromatisés, les fromages forts, les liqueurs et tous les alimens qui développent beaucoup de gaz pendant l'act de la digestion.

J'ai vu souvent l'usage abusif de la bière, du cidre, du thé et de l'eau pure avoir les mêmes inconveniens, ainsi que les boissons chaudes ou à la glace : c'est à l'abus des boissons chaudes et des délayans en général qu'il faut attribuer la fréquence des langueurs d'estomac, des fleurs blanches et de certaines affections hémorroïdales qui ont pour caractère un suintement continuel de mucosités (1).

----

(1) Je profite de cette observation pour faire remarquer que beaucoup de malades deviennent plus que jamais victimes de la

Les excès de table, de vin, de café
et de liqueurs sont aussi souverainement nuisibles.

---

fureur du nouveau système médical, qui ne
voyant partout que des inflammations, ré-
duit la médecine toute entière à la saignée,
la diète et l'eau. Je puis affirmer avoir connu
des personnes et des enfans surtout, qu'on
a laissé mourir de faim par l'abus de ce mal-
heureux système. Je fus appelé dernière-
ment chez un plombier, rue de Provence,
auprès d'un enfant de six ans, qui depuis
une quinzaine de jours, était tenu à une
diète absolue, d'après la conviction prétendue bien acquise de l'existence d'une *gastrite*
(inflammation de l'estomac), sur le seul in-
dice que cette région était douloureuse au
toucher. Tous les symptômes que j'observai,
me firent voir que cet enfant était en proie
aux horreurs de la faim : il est impossible
de se faire idée de l'avidité avec laquelle il se
jeta sur du bouillon que je lui présentai. Cet
enfant, devenu un vrai squelette, était, au

ARTICLE **10**.

Autres causes très-communes
des HÉMORROÏDES.

Les ligatures; les vêtemens trop
serrés; l'abus de certaines prépara-

---

bout de quinze jours, plein de vie et de fraîcheur. Le médecin qui voyait l'enfant, et
qui avait été formé à la nouvelle école, était
loin d'avoir l'habileté de son illustre chef.

Ne pas abuser de la diète, ni des délayans
et rafraîchissans : ne pas insister sur les
choses pour lesquelles les malades ont une
grande répugnance : respecter autant que
possible leurs habitudes, fussent-elles mau-
vaises si elles sont anciennes; telles sont à
mon avis trois considérations très-impor-
tantes dans le traitement des maladies.

tions purgatives, telles que les *grains de vie* ou *de santé*, *les pilules écossaises ou d'Anderson* (1), la rhubarbe, les sels, les amers , l'usage habituel des lavemens chauds, les vers, les catarrhes et calculs de la vessie, la présence d'un pessaire dans le vagin, la grossesse et tout ce qui peut comprimer ou irriter long-

---

(1) La présence du principe irritant de l'aloës dans ces Pilules, est la cause des coliques qu'elles donnent fréquemment : un autre inconvénient qu'elles ont, c'est que leur dureté extrême les empêchant quelquefois de se dissoudre dans les intestins, on les rend telles qu'on les avale. On leur préfère généralement aujourd'hui les PILULES INDIENNES mentionnées page 55. Les ANGLAIS et les ALLEMANDS, grands partisans des purgatifs, les prescrivent avec beaucoup plus de confiance que certaines préparations qui ont cependant chez eux une grande vogue.

5

temps l'intestin rectum, et y gêner la progression des fluides ; les efforts déterminés par l'accouchement ou pour rendre des matières fécales endurcies, ou pour expulser l'urine retenue par une cause quelconque et surtout par le retrécissement de l'urètre; la chute du fondement, l'hydropisie, l'obésité, la pléthore, la répercussion de maladies de peau, les avortemens, *certaines habitudes dépravées;* la sortie par le fondement de corps étrangers introduits dans l'estomac, tels que des noyaux, etc.; la continence de même que l'excès des jouissances surtout chez les femmes, toute marche forcée, l'équitation, l'action trop vive du froid ou d'une forte chaleur locale; la cessation de saignemens de nez habituels; la suppression des règles, des suites de couches, de la transpiration, de la sueur des pieds, d'anciens exutoires, tels que cautères, sétons, vésicatoires, dartres, ulcères; l'omission de saignées faites régulièrement à de certaines époques, l'application réitérée des sangsues à l'anus, l'usage trop fréquent des bains de pieds chauds, les émanations méphitiques des latrines, l'usage des siéges percés et des bourrelets.

Les Hémorroïdes ont un caractère contagieux : on les contracte quelquefois, après s'être servi d'éponges ou de linges à l'usage de personnes hémorroïdaires. Elles peuvent provenir aussi d'une disposition habituelle aux flatuosités. Le froid aux pieds suffit pour développer chez un hémorroïdaire une crise plus ou moins violente de son mal.

Ceux qui dans leur jeunesse ont été très-sujets à des hémorragies, et qui ont l'habitude de prendre des bains trop chauds, des bains de vapeur, ou de recevoir souvent des fumigations émollientes, y sont très-exposés. Le Baume de Corvisart remplacera toujours avec avantage ces fumigations, et toute espèce de topiques.

On remarque avec raison que les Hémorroïdes deviennent plus communes que jamais; la cause en est dans les progrès du luxe qui favorise et entretient l'oisiveté, l'inaction, d'où résulte la formation d'une plus grande quantité de sang, qui s'accumulant dans les vaisseaux du bas-ventre et vers le bassin, est toujours prête à faire irruption.

Article 11.

Effets de la Constipation.

La Constipation habituelle exigeant des efforts prolongés pour rendre des matières fécales endurcies, est une des causes déterminantes les plus actives et les plus fréquentes des Hémorroïdes.

La Constipation est généralement l'occasion de si grands désordres dans la santé, que j'ai consacré un chapitre entier dans mon ouvrage sur la Connaissance du Tempérament, à en faire connaître les effets et les dangers. Voici une peinture des principaux accidens auxquels elle donne lieu : douleurs et pesanteurs de tête, bouffées de chaleur, vertiges, éblouissemens, tintemens d'oreilles, surdité rougeur des yeux, haleine forte, bouche pâteuse, altération, perte d'appétit, nausées, aigreurs, hoquets, vents, coliques, maux de reins, courbature, efforts quelquefois inouis pour aller à la garde-robe, chute du fondement, teint échauffé, couperosé ou bourgeonné, sueurs fétides, fleurs blanches, hémorroïdes, vapeurs, idées sombres et mélancoliques, mauvaise humeur, anxiété, tristesse, douleurs dans les membres, agitation surtout la nuit, rêves tristes, malaise indéfinissable, irascibilité; urines tantôt claires, tantôt avec dépôt et troubles; on voit des aliénations mentales, des apoplexies, des paralysies, des suïcides déterminés par une constipation opiniâtre : elle a le double inconvénient de faire naître des Hémorroïdes, d'en compliquer les accidens et d'accroître les douleurs chez ceux qui en sont déjà atteints, par les efforts considérables qu'il faut faire pour aller à la garde-robe, et la gêne de la circulation du sang par la présence des matières endurcies.

J'affirme que la médecine ne possède pas de ressources plus efficaces que les Pilules indiennes, pour prévenir ou combattre la *constipation*; elles sont aussi employées avec le plus grand succès contre les *vents*; *pour évacuer les intestins dans les cas de plénitude* bilieuse *ou* glaireuse *et pour détourner* toute humeur qui tend a se fixer (1).

---

(1) Les Pilules indiennes se trouvent à Paris, à la Pharmacie de M. Trevez-Mare, *rue Neuve-des-Petits-Champs*, N° 58.

Boerrhave attribue la fréquence des Hémorroïdes chez les peuples de la Grèce et de l'Asie à leur état de constipation assez habituelle ; aussi ces peuples cherchent-ils à la prévenir ou à la combattre à l'aide des ingrédiens qui font la base des Pilules Indiennes si généralement usitées aujourd'hui (1).

La Constipation, dit J.-L. Petit, est cause des Hémorroïdes, non-seulement parce que les matières fécales retenues dans le rectum au-dessus du sphincter, pèsent sur les veines hémorroïdales et empêchent le sang de remonter; mais encore parce que les efforts violents que

____

(1) Mon ouvrage sur la Connaissance du Tempérament, traite dans les plus grands détails des propriétés de ces Pilules et de la manière d'en faire usage.

l'on fait pour aller à la selle , et pousser au-dehors des matières si dures, augmentent cette compression au point que le sang pressé et emprisonné, pour ainsi dire, dans les tumeurs hémorroïdales, les dilate excessivement et les rompt quelquefois.

La Constipation, dit le même auteur, est presque toujours une suite nécessaire de l'embarras du foie; on sait que pour aller librement à la selle, deux choses sont absolument nécessaires : l'une, que les excrémens ne soient pas trop durs, et l'autre, qu'ils soient capables d'agacer les intestins ; c'est cette sensation qui annonce le besoin que l'on a d'aller à la garde-robe : or, si le foie est obstrué de manière que la bile ne filtre point; qu'elle ne puisse passer à travers les tuyaux qui la conduisent jusque dans l'intestin duodenum, elle ne se mêlera point avec les alimens digérés ; ces alimens ne seront pas liquéfiés, les excrémens seront trop solides, et les intestins n'étant pas excités par la bile, le ventre sera paresseux. Ces considérations doivent fortifier de plus en plus la confiance dans l'emploi des PILULES IN-. DIENNES, comme le meilleur remède qui existe contre la CONSTIPATION ; puisque par leur principe savonneux et fondant, elles sont si efficaces pour guérir les engorgemens du bas-ventre, et surtout les obstructions du foie.

———

Article 12.

Influence du moral sur l'état hémorroïdaire.

L'effet de toute affection morale étant de ralentir ou d'accélérer le cours du sang, il est facile de concevoir pourquoi l'on observe fréquemment l'explosion des Hémorroïdes chez les personnes qui ont les passions vives et le genre nerveux très-sensible. Ces personnes sentent pour la plus légère émotion une pesanteur douloureuse vers l'estomac, avec étouffement, resserrement, sensation d'une espèce de barre transversale à la base de la poitrine, bouffées de chaleur, tremblement de tout le corps, dérangement dans la digestion , vomissemens spasmodiques, diarrhées séreuses , débordemens de bile , avec apparence plus ou moins jaune et quelquefois subite du visage , ou même de tout le corps.

QUATRIÈME OBSERVATION.

M. A. T.***, jeune peintre distingué venait de concourir pour le grand prix de peinture : tout devait lui faire espérer un triomphe, lorsqu'il apprend qu'il n'a pas même obtenu une mention honorable. Un flux hémorroïdal qu'il avait en ce moment se supprime ; il devient jaune comme un citron. Je le trouve éprouvant des étouffemens avec menace de suffocation, la face vultueuse et comme apoplectique. Je le fais saigner du bras et lui fais boire abondamment une limonade froide rendue laxative par de la crême de tartre; des évacuations bilieuses se manifestent; le flux hémorroïdal reparaît; la teinte jaune de tout le corps avait disparu au bout de quarante-huit heures. Le cinquième jour il était à son atelier.

CINQUIÈME OBSERVATION.

Un jeune homme de dix-huit ans, d'une constitution vigoureuse, né de parens éminemment hémorroïdaires, est envoyé de Blois à Paris, pour ses études médicales; il m'est adressé et recommandé : l'ennui le suit partout, il fuit toute distraction. Je cherche à me rendre compte de cet état; je le conduis un soir au spectacle : il n'y prend pas la moindre part, il me demande à quitter la salle. Arrivé chez lui ; sa chemise était teinte de sang : il eut un flux hemorroïdal très-abondant qui ne cessa, ainsi que tous les accidens nerveux qu'il éprouvait, que lorsque je lui eus promis qu'il allait retourner dans sa famille.

Les jeunes conscrits atteints de nostalgie, sont souvent tourmentés par des HÉMORROÏDES qui disparaissent quand ils touchent le sol de leur patrie.

SIXIÈME OBSERVATION.

Une jeune dame de vingt-deux ans apprend, dans l'absence de son mari, que son enfant a des convulsions, elle part précipitamment par une température brûlante ; arrivée chez sa nourrice à Montmorency, son enfant expire devant elle. On la ramène dans un état de désespoir facile à concevoir, le corps couvert d'une rougeur érysipélateuse : on a l'imprudence de lui donner un verre d'eau sucrée très-froide ; la face devient rouge, les yeux s'animent, la raison s'égare ; elle se livre à un rire excessif et veut se jeter par la fenêtre. Je presse de questions les personnes qui l'entourent ; j'apprends que depuis une fausse couche datant de huit mois, les règles ont été remplacées par un flux hémorroïdal périodique. La malade éprouvait ce flux qui se supprima subitement, lorsque son désespoir éclata.

Une saignée du pied, des sangsues à l'anus, des bains de pieds syna-

pisés, pendant lesquels des compresses d'eau froide étaient appliquées
sur le front et une potion anti-spa-
smodique dissipèrent assez promptement les symptômes allarmans.

J'appris que cette dame, depuis
sa fausse couche et la suppression de ses règles, avait le ventre
plus volumineux qu'auparavant; je
palpai avec attention l'hypocondre
droit qui était dur, sensible au toucher et offrait un certain empâte-
ment; je reconnus manifestement un
engorgement du foie, coïncidant avec
l'apparence d'une teinte jaunâtre de
toute la peau, une constipation opiniâtre et un état profondément mélancolique. Le principe du mal était
bien évidemment dans cette disposition organique du foie qui a dû fixer
toute mon attention.

Petites saignées dérivatives du bras

tous les quinze jours, bains gélatineux, Pilules indiennes prises de manière à entretenir constamment le ventre libre, eaux de Vichy à l'intérieur, sucs d'herbes, frictions sur la région du foie avec une pommade stibiée, séjour de six semaines à la campagne. L'engorgement du foie s'est dissipé; les règles se sont montrées trois fois à époques régulières; la fluxion hémorroïdale a disparu. Cette dame a repris beaucoup de fraîcheur et d'enjouement: elle fait habituellement usage des Pilules indiennes avec beaucoup de succès, et à dose suffisante pour prévenir la constipation. Elle est présentement enceinte de cinq mois

La colère, l'ennui, l'inquiétude, la terreur, la tristesse habituelle, et toutes les passions vives, développent fréquemment l'état hémorroïdaire.

Il en est de même des travaux de cabinet, des veilles et de toutes contentions d'esprit; en voici une observation remarquable dont je suis moi-même le sujet.

SEPTIÈME OBSERVATION. _

Je suis d'un tempérament éminemment nerveux; je n'avais jamais eu la plus légere atteinte d'Hémorroïdes, lorsqu'en 1809, m'étant livré avec ardeur à des travaux anatomiques et ayant passé plusieurs nuits à me préparer aux concours pour les prix de la faculté; je fus tellement fatigué et échauffé par les veilles, qu'après une constipation qui dura huit jours, j'éprouvai dans le fondement des douleurs si atroces que j'en eus des mouvemens convulsifs ; j'étais comme sur des brasiers ardens. Un matin je sortis de mon lit comme un furieux, et si je n'avais été vaincu par la force de ce principe que la vie ne nous appartient pas, je me la serais ôtée. Tous les secours de l'art (et j'étais à la source) me furent prodigués : saignées du bras, sangsues, bains, lavemens, opium intérieurement et extérieurement, rien ne me calmait. M. le professeur Corvisart me donna un bien grand témoignage de sa bienveillance en venant me voir. Il me conseilla des cataplasmes de feuilles de jusquiame arrosés de laudanum de Rousseau et appliqués froids : je fus soulagé, mais pour quelques heures seulement. Revenant me voir le lendemain matin, il m'écrivit la formule d'un liniment dont les bons effets furent trèsprompts; je passai la journée tranquillement, bénissant mon illustre maître; je dormis toute la nuit, et j'éprouvai à mon réveil ce bonheur inoui, que peut seul apprécier celui qui a éprouvé d'horribles souffrances.

Je n'ai jamais eu depuis la moindre crise douloureuse de cette nature : si j'en avais le plus léger ressentiment, je ne serais pas embarrassé pour agir.

On approuvera sans doute le motif qui m'a fait saisir l'occasion de rendre hommage à la mémoire d'un professeur illustre, en attachant son nom à un médicament qui doit enrichir la thérapeutique, et dont il est à désirer que le nouveau codex consacre la formule en l'appelant comme je le fais, BAUME DE CORVISART. J'en obtiens constamment les plus heureux effets dans ma pratique.

Article 13.

Influence de l'état hémorroïdaire sur le moral.

Si les affections morales ont une grande influence sur l'état hémorroïdaire, celui-ci n'en exerce pas une moins sensible sur nos déterminations, notre caractère, nos goûts ou nos penchants.

La suppression d'un flux hémorroïdal habituel, ou les efforts de la nature pour déterminer cet état fluxionnaire, comme cela se voit pour les Hémorroïdes internes, sont beaucoup plus souvent qu'on ne se l'imagine, la cause d'aliénations, de monomanies, de suicides.

HUITIÈME OBSERVATION.

La fille Cornier de cruelle et douloureuse mémoire, tranche, sans
motif connu, la tête à un enfant.
Cette tête qu'elle jette par la fenêtre
vient rouler à mes pieds : je me
trouve comme témoin et comme médecin appelé à remplir un pénible
devoir. Je vois cette malheureuse
dans un état de stupeur qui ne l'avait
pas encore abandonné à l'époque de
son procès. Une foule de questions
lui est adressée immédiatement après
cet horrible évènement; je lui demande entr'autres choses, si elle est
habituellement constipée, si elle
éprouve des douleurs dans le fonde-

ment; une inclinaison de tête en avant est sa seule réponse.. . . . . .

. . . .

NEUVIÈME OBSERVATION.

Une jeune personne, d'une conduite exemplaire, était tourmentée par des scrupules religieux, au point de chercher à se détruire; elle était plongée dans une mélancolie profonde. M. le professeur Royer-Collard et moi, sommes appelés près d'elle; nous pressons de questions sa famille et les personnes qui l'entourent : nous apprenons que son père, son frère et un de ses oncles sont *hémorroïdaires;* nous gagnons suffisamment la confiance de la jeune et intéressante malade pour lui faire avouer qu'elle éprouve depuis quelque temps de vives douleurs dans le fondement et une constipation très-opiniâtre. Nous ne doutons pas qu'une disposition hémorroïdaire ne soit la cause du désordre moral que nous observons. Une application de vingt sangsues à l'anus opère une dérivation sanguine très-salutaire du côté du cerveau. Nous prescrivons des laxatifs; l'effet en est prompt; le calme renaît dans les idées; la malade reprend sa gaîté ordinaire et n'a qu'un souvenir confus du trouble de ses facultés.

DIXIÈME OBSERVATION.

L'un de nos honorables députés monte à la tribune pour défendre nos libertés opprimées; il éprouve subitement un malaise extraordinaire; il conserve assez la conscience de ses facultés pour ne pas lutter contre un mal qu'il sent devoir s'aggraver; il se fait transporter de suite à son hôtel. Appelé près de lui, je lui trouve les yeux brillans, la face animée; il m'apprend d'un ton de voix qui m'annonce de l'exaltation; que depuis une quinzaine de jours il est dominé par une idée fixe, et que la nuit, au milieu d'une violente agitation, il ne fait que rêver une république universelle. Le malade était sujet à un flux hémorroïdal dont le retour se manifestait trois à quatre fois l'année, depuis environ dix ans; ce flux ne s'était point montré depuis huit mois. Je fis appliquer trente sangsues au fondement; et le lendemain M. B. me dit que le nuage épais qui obscurcissait ses idées était dissipé : en effet, je le trouvai avec ce sang-froid, cette droiture de sens et ce calme moral qui sied si bien à tout homme rêvant au bonheur de sa patrie et à son indépendance.

ARTICLE 14.

Des Hémorroïdes *chez les femmes.*

Les femmes sont généralement moins sujettes que les hommes aux Hémorroïdes. Elles sont ordinairement, chez elles, accidentelles et passagères; on ne les observe guère que par l'effet de causes locales; assez communément pendant la grossesse: elles gênent l'accouchement, disposent aux avortemens, rendent très-pénibles les approches conjugales, et réduisent quelquefois à une impuissance absolue par l'atrocité des douleurs. La contiguité des Hémorroïdes avec le vagin, détermine dans ce canal un sentiment de chaleur, d'ardeur, de démangeaisons qui augmenmentent à l'approche des règles, à l'époque de leur cessation, et pendant le dernier mois de la grossesse. Le Baume de Corvisart calme très-efficacement ces irritations, employé en onctions, soit dans le vagin, soit à l'anus. Les Hémorroïdes fluent plus rarement chez les femmes que chez les hommes · chez eux elles s'établissent le plus ordinairement d'une manière constante et régulière, et ont un caractère constitutionnel. Les femmes veuves y sont très-sujettes; elles deviennent chez elles l'occasion d'une foule d'accidens nerveux ; j'ai remarqué souvent des écoulemens muqueux par le fondement, qui avaient la plus grande analogie avec les fleurs blanches et alternaient avec elles. Les femmes dont les Hémorroïdes rendent abondamment du sang, sont en général moins exposées à ces écoulemens blancs, contre lesquels je prescris avec beaucoup d'avantage les Pilules indiennes (page 55) qui agissent en déplaçant l'état fluxionnaire, ou tout autre écoulement par les organes génitaux chez les deux sexes. Les femmes chez lesquelles les Hémorroïdes alternent avec les règles, en trouvent presque toujours la cause dans l'abus des nourritures succulentes et des boissons chaudes.

Les deux observations suivantes et la vingtième, page 134, prouvent d'une manière remarquable, l'analogie qui existe entre le flux hémorroïdal et le flux menstruel.

ONZIÈME OBSERVATION.

Une dame portugaise avait eu dès l'époque de la puberté, des HÉMOR-ROÏDES avec un flux sanguin abon-dant qui ne disparut complètement que quand les règles furent bien établies. Mariée à vingt-deux ans, elle fit plusieurs fausses couches, et eut à la suite une suppression qui dura dix-huit mois ; le flux hémor-roïdal reparut tous les mois pendant ce temps, et remplaça si bien les règles que cette dame devint en-ceinte pour la quatrième fois ; le flux hémorroïdal disparut alors. Elle ar-riva à son terme et accoucha heu-reusement d'un garçon qui actuelle-ment a douze ans, et qui, dès l'âge

de trois ans, éprouvait déjà des atteintes d'Hémorroïdes. Pendant les
dix mois que cette dame a été nourrice, le flux hémorroïdal n'a jamais
eu lieu; aussitôt qu'elle a eu sévré,
il a reparu.

DOUZIÈME OBSERVATION.

Madame Pr*** ayant eu plusieurs
grossesses pénibles, approchait de
cet âge où les femmes éprouvent
plus que jamais qu'elles ne sont nées
que pour souffrir; chaque apparition
des règles avait été pendant plusieurs
années, précédée du développement
d'une petite tumeur hémorroïdale.
Elle était âgée de 42 ans; elle avait
eu, depuis dix-huit mois, à plusieurs
reprises, un flux hémorroïdal assez

abondant, lorsqu'un jour elle éprouva au gosier un gonflement considérable, avec une salivation abondante et glaireuse, une chaleur brûlante à l'estomac et dans le bas des reins ; le pouls était dur et plein, la face animée, les urines claires comme de l'eau distillée. Un jeune médecin qui se trouvait près de la malade, venait de conseiller une application de sangsues au fondement. Je n'approuvai pas ce moyen ; je prescrivis une forte saignée du bras, qui me parut indiquée par le trouble général de la circulation : cette saignée produisit l'effet que j'en attendais ; le flux hémorroïdal parut, mais bien moins fort qu'à l'ordinaire. Une petite saignée dérivative du bras répétée tous les trois mois, l'a fait disparaître entièrement. Cette dame n'éprouve de temps en temps que quelques douleurs avec de vives démangeaisons au fondement. Le Baume de Corvisart les calme très-efficacement : elle s'é-tait servie de ce Baume avec beaucoup d'avantage dans ses grossesses, ou elle souffrait beaucoup des Hémor-roïdes.

Je profite de cette observation pour faire une remarque que je crois de la plus grande importance, relati-vement aux accidens de l'âge criti-que chez les femmes ; c'est qu'on voit beaucoup de jeunes médecins pres-crire fréquemment les sangsues dans l'intention de rétablir le flux mens-truel : cette pratique routinière dont j'ai vu des médecins âgés n'être pas affranchis, a souvent les résultats les plus graves, rappelant le sang vers une région où, d'après le vœu de la nature, il ne doit plus se por-ter. C'est ainsi qu'on favorise les

engorgemens de l'uterus (la matrice);
delà la source si commune des ulcères, des affections squirreuses oo
cancéreuses. Ne convient-il pas
mieux, n'est-il pas plus conforme aux
lois de la saine physiologie de donner
la préférence à de petites saignées du
bras, répétées de temps en temps
dans l'intention de diminuer l'état
de pléthore? *La constipation*, en fa-
vorisant la stase du sang vers le bas-
ventre, est encore une des causes
fréquentes des tourmens de l'âge
critique. Les femmes doivent donc
ne rien négliger pour la prévenir ou
la combattre. La médecine ne possède pas à cet effet de moyens plus
heureux que les PILULES INDIENNES.
(Voir page 55).

ARTICLE 15.

Affections qu'il est important de ne pas confondre avec les HÉMOR-ROÏDES.

On prend souvent pour des HÉMOR-ROÏDES, des excroissances de formes variées, des symptômes de nature vénérienne ou dartreuse ; d'un autre côté aussi, les HÉMORROÏDES peuvent être accompagnées d'écoulemens par les parties génitales, de végétations ou d'autres symptômes qui leur don-nent un caractère suspect. Ces affec-tions peuvent exister simultanément; l'affection locale vénérienne ayant déterminé l'explosion hémorroïdale.

TREIZIÈME OBSERVATION.

Un élève de l'école polytechnique avait, depuis quatre mois, un écoulement tout-à-fait indolent par le canal de l'urètre, mais avec un sentiment de chaleur lancinante et vive au fondement, sans aucune apparence de tumeur; il se confia à un médecin qui, supposant ou voyant peut-être de bonne foi une affection vénérienne, entreprit de le guérir par une de ces méthodes dont les annonces couvrent les murs de la capitale; laquelle méthode prétendue *végétale*, avait déjà déterminé chez ce jeune homme une salivation abondante, lorsqu'il vint me consulter; l'écoulement loin de diminuer, augmentait ainsi que les douleurs au fondement. Il était devenu profondément mélancolique; son regard sombre, la teinte jaune verdâtre du visage, son excessive maigreur et sa constipation habituelle, ne me laissèrent pas de doute sur la nature de sa maladie, qui était une fluxion hémorroïdale interne, faisant effort pour se montrer au déhors. Je combattis la constipation avec les PILULES INDIENNES; je prescrivis une application de quatre sangsues à l'anus, répétée trois jours de suite, et un régime rafraîchissant. Tous les accidens avaient disparu au bout d'une quinzaine de jours. Autant ce jeune homme était concentré, pâle, triste et rêveur; autant il est devenu gai, frais et expansif. Une petite tumeur hémorroïdaire se montre de tems en tems à la marge de l'anus : l'usage du BAUME DE CORVISART calme la douleur et procure promptement la

résolution de la tumeur, surtout en
y joignant l'usage de moitiés ou de
quarts de lavemens d'eau fraiche.

Cette observation intéressante et
beaucoup d'autres qui sont le fruit
d'une longue expérience dans le traitement de ces maladies, me donnent
la conviction que l'on commet souvent de pareilles méprises, soit par
ignorance, soit par défaut d'attention,
soit par cupidité, ou charlatanisme.

Les excroissances vénériennes sont
dures; les tumeurs hémorroïdales sont
molles et flasques; la formation des
excroissances est en général précédée
par des accidens vénériens primitifs et
souvent accompagnée d'autres symptômes de vérole. Les excroissances
vénériennes se développent seulement en dehors de l'anus, tout au
plus à la partie inférieure du sphincter: il ne paraît pas qu'elles prennent

jamais naissance à l'intérieur du rectum ; elles présentent une surface
granulée, hérissée d'aspérités, de
rugosités, qui laissent échapper une
matière liquide et fétide : les tumeurs
hémorroïdales sont couvertes par
une peau flasque et ridée, qui devient luisante, lorsqu'on l'étend avec
les doigts ; leur surface est lisse,
leur forme ronde, et leur couleur
bleuâtre ou noirâtre.

On évitera aussi de confondre les
tumeurs hémorroïdales internes avec
l'engorgement squirreux ou cancé-
reux du rectum ; qui est lisse au toucher ; les tumeurs hémorroïdales au
contraire présentent des bourrelets
séparés par des sillons plus ou moins
profonds, où existent souvent des
ulcérations appelées RHAGADES, FIS-
SURES OU CRÉVASSES. Les efforts pour
aller à la garde - robe , poussent

quelquefois en déhors ces tumeurs, avec renversement de l'intestin rectum (chute du fondement). Le polype ou tumeur fongueuse, se reconnait à son accroissement progressif et indéterminé et à l'indolence constante de ses surfaces. Quant au flux hémorroïdal, il se distingue de tout autre flux de sang par le fondement, en ce que celui-ci est toujours sanieux et mêlé aux mucosités ou aux autres matières rendues, tandis que le sang hémorroïdal est toujours pur et sans mélange.

On confond souvent aussi avec des tumeurs hémorroïdales, des varices de l'intestin rectum, qui ordinairement placées au dedans de l'anus, ont une forme arrondie, souvent bosselée, sont molles et de couleur bleuâtre; tandis que les véritables tumeurs hémorroïdales sont communément allongées, terminées plus ou moins en pointe, et qu'elles ne sont bleuâtres que lorsqu'elles se trouvent fortement enflammées; les tumeurs variqueuses indiquent une affection ancienne, dépendante de la constitution; elles tendent continuellement à augmenter, et peuvent par leur distension extrême, se rompre et occasionner des hémorragies mortelles ; les tumeurs hémorroïdales ne s'ouvrent que par suite de l'inflammation.

On a souvent excisé des tumeurs variqueuses, croyant emporter des tumeurs hémorroïdales. De pareilles méprises ont quelquefois causé la mort.

Le Baume de Corvisart qui, tout en calmant les douleurs, peut opérer la fonte, la résolution des tumeurs hémorroïdales, est sans action sur les tumeurs variqueuses.

Article 16.

Caractères variés que présentent les Hémorroïdes.

Les Hémorroïdes diffèrent entr'elles, selon qu'elles proviennent de causes locales ou d'un vice général dans la santé ; elles sont alors *accidentelles* ou *constitutionnelles* , et quelquefois *héréditaires*. Elles existent avec *tumeurs* ou sans *tumeurs*.

Les tumeurs sont *internes* ou *externes* ; elles sont *douloureuses* ou *indolentes* ;

Périodiques ou *irrégulières* ;

Sèches ou *fluentes* ;

Fluant en *blanc* ou en *rouge* ;

Le *flux* est *modéré* ou *immodéré*.

8

On l'appelle *actif*, quand l'hémorragie a lieu par excès de ton ou de force, et *passif* quand il y a faiblesse, cachexie. Les Hémorroïdes sont *simples* ou *compliquées*. Les phénomènes précurseurs des Hémorroïdes se passent, chez certaines personnes, vers la tête; chez d'autres, vers la poitrine; chez d'autres enfin vers le bas-ventre.

Il est des circonstances où il faut non-seulement entretenir les Hémorroïdes (en se contentant de les soulager), mais où il convient de les exciter, de les rappeler ou de les faire naître artificiellement pour guérir certaines maladies organiques ou en arrêter les progrès, se fondant sur ce que les Hémorroïdes sont souvent la crise d'une autre maladie : il est aussi des circonstances où l'on peut, sans le moindre danger, en *obtenir la cure radicale.*

Toutes ces considérations vont être développées dans les articles suivans: j'ai emprunté à l'ouvrage de *Montègre*, tout ce que j'y ai trouvé de judicieux et en rapport avec ma propre expérience.

Article 17.

Signes d'après lesquels on reconnaît si les Hémorroïdes *sont constitutionnelles* ou *accidentelles.*

On sera d'autant plus disposé à reconnaître l'existence d'Hémorroïdes *constitutionnelles*, que l'individu qui sera atteint de cette affection, ressemblera davantage au portrait suivant.

Les hémorroïdaires sont assez ordinairement maigres et secs : ils ont en général le teint plombé, jaunâtre et souvent verdâtre ; de grosses veines serpentent sur leurs membres : ils ont les cheveux noirs ; un feu sombre anime leurs regards ; ils sont brusques, emportés, ont les passions violentes et les résolutions tenaces ; ils sont forts mangeurs, mais indifférens sur le choix des alimens ; souvent tourmentés par les vents et presque toujours constipés.

On sera encore plus porté à regarder chez ces individus, les HÉMORROÏDES, comme *constitutionnelles*, si elles sont anciennes, héréditaires, si elles se renouvellent périodiquement, et s'il y a absence de causes locales ou accidentelles. La suppres-

sion ou même l'interruption momen-
tanée des retours des accès, produisent des accidens graves et quelquefois mortels, ce qui est rare quand
elles sont accidentelles : on ne doit pas
en tenter la cure radicale, quand on
reconnaîtra que leur retard ou leur
suppression donne lieu aux vertiges,
aux maux de tête, aux palpitations,
aux crachemens de sang, à des toux
violentes : on regardera encore comme
constitutionnelles, les HÉMORROÏDES
qui alterneront avec des dartres, des
érysipèles, la goutte, le rhumatisme,
celles qui affecteront des individus
gros, replets, sanguins. Il faut dans
tous ces cas se borner à les soulager,
pour éviter la gangrène et l'état can-
cereux que la continuité de l'irritation peut déterminer à la longue.
Le BAUME DE CORVISART est ici de la
plus grande efficacité comme *calmant*.

Les Hémorroïdes *accidentelles* ont pour caractère des *signes* entièrement opposés à ceux que je viens de faire connaître.

L'individu ne se trouve exposé à l'affection hémorroïdale, ni par son âge, ni par la saison, ni par le climat, ni par d'anciennes habitudes. Sa constitution physique ne porte pas les traits qui viennent d'être énoncés. Généralement les accès ne reviennent pas périodiquement et soulagent peu. On reconnaîtra presque toujours qu'une des causes locales, détaillées aux art. 9 et 10, aura produit l'explosion de l'accès et en prolongera la durée. La suppression ou l'interruption des Hémorroïdes *accidentelles* occasionne rarement des accidens graves ; elles doivent toujours être combattues dès l'origine de leur apparition. Ce précepte est d'autant

plus important, que lorsque les Hé-
MORROÏDES *accidentelles* se sont re-
produites un grand nombre de fois,
elles contractent une liaison étroite
avec la constitution et deviennent in-
curables. Un médecin instruit et qui
a une connaissance profonde des tem-
péramens, guérira radicalement, sans
le moindre danger les Hémorroïdes
accidentelles, en sachant apprécier
et combattre les causes qui leur ont
donné naissance et les entretiennent.

Article 18.

Des tumeurs hémorroïdales.

Les *tumeurs hémorroïdales*, sont de petits kistes ou sacs, formés par la dilatation subite des vaisseaux capillaires qui avoisinent l'anus; dilatation déterminée par le mouvement fluxionnaire qui constitue l'affection hémorroïdale. La compression exercée par les matières fécales endurcies et les efforts nécessaires pour leur expulsion en est la cause sinon unique, du moins la plus ordinaire. Les articles 4 et 5 exposent la manière dont elles se développent.

L'augmentation de volume de ces tumeurs, au bout d'un certain temps, tient au gonflement de leurs parois qui deviennent celluleuses, plutôt qu'à la dilatation de leur cavité intérieure. Ces tumeurs, lorsquelles sont récentes, contiennent fréquemment un sang fluide; mais lorsqu'elles ont subsisté quelque temps, leur texture est ordinairement plus solide.

Lorsque ces tumeurs sont restées pendant un certain temps gonflées, rénitentes et douloureuses, séches ou fluentes, la douleur diminue peu-à-peu ainsi que leur volume; elles s'affaissent, se flétrissent, et la peau qui les recouvre devient flasque et ridée; elles disparaissent même quelquefois entièrement lorsqu'elles sont récentes : mais le plus ordinairement il reste une espèce de petit noyau qui se tuméfie chaque fois que l'effort hémorroïdal se fait sentir et que le malade éprouve une nouvelle crise.

Les tumeurs hémorroïdales sont tantôt *externes* et tantôt *internes ;* c'est-à-dire à la marge de l'anus ou à l'intérieur de l'intestin. Celles qui sont internes finissent souvent par devenir externes par l'effet du boursoufflement de la membrane muqueuse, ou en prenant de l'extension ; elles varient beaucoup pour le nombre, la forme, le volume et la position.

Les tumeurs hémorroïdales sont souvent sèches ou non fluentes, c'est-à-dire sans écoulement de sang. Lorsque cet écoulement a lieu, les malades sont plutôt soulagés ; l'inflammation dont elles sont le siège se termine le plus souvent par résolution, rarement par suppuration et gangrène ; si ce n'est dans le cas où il a été impossible de faire rentrer des Hémorroïdes internes. Les tumeurs hémorroïdales peuvent devenir squirreuses, ulcérées et même cancéreuses. Elles sont quelquefois le siège d'une inflammation considérable qui se termine par la suppuration et donne lieu à la formation d'ulcères fistuleux de ces parties.

L'usage habituel du Baume de Corvisart préviendra bien certainement ces dégénérescences fâcheuses.

Article 19.

Des Hémorroïdes *internes.*

Elles sont en général plus rares que les *externes;* elles sont moins circonscrites, moins tuberculeuses : elles consistent plutôt dans un boursoufflement ou un épaississement de la membrane muqueuse de l'intestin. Les accidens douloureux qui les accompagnent dépendent presque toujours de la difficulté qu'elles ont à rentrer, après l'évacuation des selles, par la contraction des muscles de l'anus, autour duquel elles forment un bourrelet plus ou moins saillant; elles présentent quelquefois une espèce de chapelet longitudinal. Lorsque ces tumeurs ont un volume considérable, elles ne sortent pas à moins d'efforts inouis pour expulser des matières très-dures et volumineuses; il est alors quelquefois impossible de les faire rentrer : leur sortie peut entraîner la chute du fondement. Si l'on ne s'empresse de tenter leur réduction, leur volume augmente de plus en plus, elles prennent une couleur bleuâtre ou noirâtre; de violentes douleurs se propagent à la vessie, au périnée, et dans tout le ventre, avec fièvre, insomnies, agitation extrême et trouble général de toutes les fonctions. La constriction ou l'étranglement qu'elles éprouvent, gênant le retour du sang, le moindre effort pour aller à la garde-robe, en fait répandre plus ou moins abondamment.

Beaucoup de personnes sont affectées d'HÉMORROÏDES *internes*, sans en avoir jamais soupçonné l'existence; parce que les tumeurs étant dans l'origine peu volumineuses, elles ne sortent jamais. Elles ressentent une grande chaleur d'entrailles, une pesanteur insupportable sur le fondement, avec démangeaisons, cuissons continuelles, un sentiment de picottement fatigant par sa continuité, et qui détermine de l'anxiété, de l'agacement nerveux, et un malaise indéfinissable, accompagné de constipation, vents, coliques, douleurs dans le dos, les reins et les membres, pesanteur de tête, et garderobes glaireuses. J'ai vu fréquemment tous ces accidens se dissiper par l'usage des PILULES INDIENNES à dose laxative (p. 55); l'application de trois ou quatre sangsues au fondement, répétée de tems en tems, des onctions faites avec le BAUME DE CORVISART, introduit assez avant dans le fondement et un régime délayant et rafraîchissant. Lorsque (ce qui est très-rare) ces moyens sont insuffisans, il n'y a que l'exploration de l'intestin qui puisse faire connaître le véritable caractère du mal pour ne pas le confondre avec d'autres affections de l'intestin rectum; j'ai connu des malades chez lesquels des méprises qu'on avait commises à cet égard, avaient eu les conséquences les plus fâcheuses.

Article 20.

Des Hémorroïdes *externes.*

«Les tumeurs hémorroïdales exter-
» nes sont ordinairement séparées et
» proéminentes sur le bord de l'anus;
» elles représentent quelquefois un
» anneau gonflé qui imite la chute
» du fondement. On n'en observe
» qu'une ou deux dans la première
» attaque d'Hémorroïdes; mais dans
» les attaques subséquentes, elles
» peuvent se multiplier au point de
» former au pourtour du fondement
» un bourrelet inégal plus ou moins
» gros. Leur forme est communé-

» ment ronde, plus large à leur base
» qu'à leur sommet, quelquefois
» elles sont oblongues ou ovoïdes;
» d'autres fois allongées, vacillantes,
» pendantes et ne tenant à la marge
» de l'anus que par un petit pédicule.
» Leur surface est lisse, luisante,
» tendue, d'une couleur rouge,
» bleuâtre ou violacée; quelquefois
» elles sont blanchâtres, flasques,
» affaissées, ridées et ne paraissent
» qu'un simple prolongement mem-
» braneux : elles sont recouvertes
» d'une membrane mince du côté de
» l'anus et de la peau du côté op-
» posé *(Boyer)*. »

Les tumeurs hémorroïdales ne sont pas toujours avec écoulement de sang : on les appelle alors HÉMOR-ROÏDES *sèches, aveugles, lourdes, non fluentes.* Elles peuvent durer long-temps, paraître et disparaître sans jamais verser de sang; puis elles deviennent quelquefois la source d'une hémorragie abondante.

Sthal a observé des tumeurs hémorroïdales qui avaient une apparence vésiculaire : j'en ai vu quelques-unes qui offraient des espèces de sacs assez transparens pour que l'on put distinguer le sang qui y était contenu.

Article 21.

Des douleurs hémorroïdales.

C'est par un choix d'observations recueillies avec exactitude, que je vais décrire les variétés de douleurs que peuvent présenter les Hémorroïdes, de manière à ce que les per-

sonnes qui en sont atteintes y retrou-
vent une peinture fidèle de ce qu'elles
éprouvent le plus ordinairement,
relativement à ce symptôme.

QUATORZIÈME OBSERVATION.

Douleurs inflammatoires.

Mme N. L.*** voit transporter un
enfant qui vient d'être écrasé; ses
règles se suppriment instantanément:
elle éprouve au bout de vingt-quatre
heures un violent érysipèle à la figure
que l'on combat inconsidérément
par des lotions astringentes; de violentes douleurs de bas-ventre se manifestent avec des vomissemens et
des coliques. Deux tumeurs hemor-
roïdales se montrent au fondement

avec rougeur, chaleur, tension, gonflement, sensation d'un battement
intérieur avec élancemens, et tous
les symptômes annonçant un état inflammatoire érysipélateux. La malade
souffrait nuit et jour; elle était dans
un tourment et une agitation conti-
nuels; elle s'asseyait et se relevait à
chaque instant; le moindre frotte-
ment de ses vêtemens était pour elle
un supplice cruel; l'introduction des
lavemens, le passage même des
vents, lui arrachaient des cris af-
freux : plusieurs des moyens mentionnés à l'article 25 (traitement des
Hémorroïdes) ayant été employés
sans succès; la grande confiance que
j'ai dans les méthodes dérivatives
pour déplacer les états fluxionnaires,
me donna l'idée de provoquer artificiellement une large inflammation;
me fondant sur ce que la suppression

subite de l'érysipèle de la figure avait déterminé la fluxion hémorroïdale. Je plaçai des ventouses entre les épaules, jusqu'à la nuque, et je fis suivre leur emploi de l'application d'un vésicatoire ; la résolution des tumeurs hémorroïdales se fit complètement en quarante-huit heures. Dans tous les cas de déplacement d'humeurs goutteuse, rhumatismale, dartreuse ; c'est de même sur le lieu ou tout près du lieu où siégeait l'affection, qu'on doit de suite porter les moyens d'irritation. *Voyez la seizième observation, page* III.

Il est facile de voir que cette affection avait un caractère éminemment inflammatoire, déterminé par le transport de l'érysipèle.

L'état inflammatoire des Hémorroïdes n'a pas toujours ce caractère érysipélateux, il peut être de toute autre nature.

L'observation suivante présente une affection hémorroïdale dont les douleurs ont un caractère *essentiellement nerveux*.

QUINZIÈME OBSERVATION.

Douleurs nerveuses.

M. B. S.***, artiste dramatique, âgé de trente-deux ans, d'un tempérament sec et nerveux, avait eu de fréquentes récidives de crises hémorroïdales, à la suite de vives affections morales; il ressentait depuis plusieurs jours des pesanteurs et des douleurs atroces dans le fondement, traversé disait-il, par des traits de feu qui se succédaient comme autant d'éclairs. Une petite tumeur du volume d'un noyau de cerise, se montrait à la marge de l'anus, et n'offrait pas la rougeur des tumeurs inflammatoires, sur lesquelles le plus petit attouchement cause ordinairement des douleurs horribles; cette tumeur, au contraire, pouvait être comprimée, et c'était le seul moyen de soulagement que le malade avait pu trouver lorsqu'il me fit appeler: la compression faisait même disparaître quelquefois les douleurs, mais elles revenaient ensuite avec plus d'intensité, et le jetaient dans une anxiété, dans un abattement tels qu'il désira souvent la mort; le caractère nerveux de ces douleurs était de plus reconnaissable à l'intermittence et à la mobilité avec laquelle elles augmentaient ou diminuaient; le malade était couvert d'une sueur froide; il avait le pouls petit, serré; ses urines étaient claires

comme de l'eau distillée; des applications émollientes furent faites sans
succès : ce fut le BAUME DE CORVISART
qui fit disparaître les douleurs et qui
opéra la résolution de la tumeur. Il
fait usage depuis deux ans de ce
BAUME lorsqu'il ressent la plus légère
atteinte de douleurs; il prend fréquemment des bains et de légers an-
tispasmodiques : il n'a pas eu de nouvelles crises.

L'observation qu'on vient de lire
a beaucoup de rapports avec la sep-
tième citée, page 66, qui offre également le caractère de douleurs nerveuses.

SEIZIÈME OBSERVATION.

Un jeune ecclésiastique âgé de
vingt-sept ans, d'un tempérament
bilieux, et d'une taille élancée, ayant

des principes infiniment austères, éprouva à la fin d'un carême, des douleurs violentes dans le fondement; il vint me consulter. Une dartre qu'il avait depuis plusieurs années à la partie interne de la cuisse droite, avait disparu depuis environ trois semaines. Les crises de douleurs qu'il éprouvait dans le fondement étaient précédées par une démangeaison insupportable; je ne doutai nullement qu'il ne se fût fait un transport du principe dartreux sur l'intestin rectum; je conseillai un vésicatoire à l'endroit où la dartre avait existé à la cuisse. Les douleurs du fondement disparurent comme par enchantement: mais ce bien être ne fut pas de longue durée, les douleurs revinrent au bout de huit jours : elles étaient annoncées tous les matins par la sensation d'une piqûre qui dans l'espace de trois ou quatre heures augmentait d'intensité et se changeait en une chaleur brûlante qui tenait le malade dans un état d'angoisses inexprimable. Il supportait son mal avec ce courage que donne la force des sentimens religieux; les douleurs diminuaient le soir; il reposait la nuit: chaque matin les douleurs renaissaient lorsqu'il allait à la garde-robe, à tel point qu'il redoutait de prendre des alimens, afin de rendre plus rares les évacuations fécales. La répétition de ces crises doulou-reuses l'avaient rendu profondément mélancolique; il maigrissait considé-rablement. Je ne doutai pas de l'exis-tence d'ulcérations dartreuses à l'in-testin rectum, de la même nature que celles qu'on appelle *crévasses*, *fissu-res* ou *rhagades*.

Je combinai le Baume de Corvisart avec une pommade souffrée; une mèche de charpie qui en était enduite fut placée assez avant dans le fondement et renouvelée matin et soir pendant trois semaines; je prescrivis intérieurement l'eau d'Enghien coupée avec le lait : le malade ne vécut que de laitage pendant ce tems, au bout duquel les mèches introduites dans le fondement ne présentaient plus d'empreintes de pus quand on les retirait. Je fis établir un cautère à la cuisse; ce cautère et tout son contour ont pris un aspect dartreux. Le malade n'a pas eu depuis deux ans le moindre ressentiment de ses douleurs hémorroïdales; il fait exactement matin et soir des onctions sur l'anus avec le Baume de Corvisart.

De Montègre qui le premier a appelé l'attention des médecins sur les divers caractères de douleurs que je

viens d'exposer, en admet encore
un autre parmi les accidens dont
s'accompagnent les Hémorroïdes ;
c'est une inflammation chronique ou
latente de la membrane de l'intestin.
Voici ce qu'il dit à ce sujet :

« Les douleurs qui dépendent de
» cette cause sont excitées comme les
» autres douleurs hémorroïdales par
» l'éjection des matières : souvent il
» suffit du passage d'un vent pour
» les faire naître; elles ne diffèrent
» des autres douleurs que parce
» qu'elles ne se font pas sentir en
» un seul point fixe, mais qu'elles
» occupent toute la partie inférieure
« de l'intestin : ainsi que les autres,
» elles ne sont calmées que par un
« sommeil long et non interrompu:
» et comme elles ne sont que trop
« propres à repousser le sommeil ;
» s'il arrive par malheur que la nuit

» se passe dans l'insomnie, les tour-
» ments qui se prolongent ainsi sans
» interruption d'un jour à l'autre,
» s'accroissent au point de rendre la
» vie insupportable. Ce genre de
» douleurs complique fréquemment
» les cas de leucorrhées ou fleurs
» blanches : mais fréquemment aussi
« ces deux accidens sont indépendans
» l'un de l'autre. »

J'ai vu très-souvent notre Baume calmer efficacement ces douleurs en l'introduisant assez avant dans l'intérieur du fondement ; suivant d'ailleurs un traitement et un régime rafraîchissants, et ayant soin de prévenir ou de combattre la *constipation* par l'usage des Pilules indiennes (*Voir page* 55).

Article **22.**

Du flux hémorroïdal.

On appelle flux hémorroïdal, un écoulement plus ou moins considérable de sang par l'anus, provenant des tumeurs hémorroïdales ; ayant une tendance marquée à la récidive, et revenant souvent périodiquement.

Le sang coule quelquefois goutte à goutte ; d'autres fois il survient des hémorragies mortelles. Cet écoulement de sang a lieu le plus souvent, pendant qu'on va à la garde-robe, avant ou après l'expulsion des matières fécales; mais ne s'y mêlant jamais, surtout quand il y a constipation, et que les matières sont très-dures. Le sang qui vient des tumeurs internes est plus souvent coagulé que celui qui vient des tumeurs externes. Sa couleur varie : il est tantôt d'un rouge vermeil et paraît être artériel, tantôt brunâtre et même noir.

Il flue peu à peu et sans interruption par l'anus ; ou bien il s'amasse dans l'intestin rectum, et sa présence produit alors une sensation analogue à celle qui détermine l'accumulation des matières fécales ; il a souvent en ce cas une odeur très-fétide.

Le flux hémorroïdal est souvent précédé ou suivi de l'écoulement d'une matière glaireuse, muqueuse ou filante.

Il peut arriver que le sang amassé dans le rectum, s'y coagule, et qu'on le rende par caillots et en grande quantité à la fois.

La durée du flux hémorroïdal varie infiniment : elle se borne ordinairement à quelques jours; toutes les fois qu'elle se prolonge beaucoup, il y a lieu de craindre qu'il n'y ait complication de quelque maladie organique, et particulièrement d'un engorgement du foie : aussi ne m'arrive-t-il jamais de donner des conseils aux hémorroïdaires, sans m'être assuré parfaitement de l'état de cet organe, tant ils sont sujets à l'avoir malade. Les HÉMORROÏDES qui fluent à des intervalles réglés, sont en général plus avantageuses à la santé que celles qui fluent irrégulièrement. Le flux hémorroïdal est appelé *actif*, quand il existe avec excès de ton, de force, avec un état pléthorique; et *passif*, quand il existe avec faiblesse, épuisement, cachexie.

Les caractères du flux hémorroïdal ACTIF, sont: une forte sensation de démangeaison, de chaleur, de douleur au fondement, un sentiment de pesanteur qui se propage au périnée, des tiraillemens très-douloureux dans les lombes, des coliques d'estomac ou d'intestins, des frissons, des palpitations, des bouffées de chaleur avec rougeur du visage.

Ce flux lorsqu'il est modéré, soulage constamment les malades: il ne survient guère que chez des personnes assez fortes et sanguines. Sa durée est courte, il diminue en général l'état de pléthore et la tendance aux maladies inflammatoires; il sert quelquefois de crise à des maladies aiguës. Sa suppression ou sa diminution, lorsqu'il est ancien et habituel, peut devenir plus ou moins fâcheuse. Lorsqu'il se supprime brus-

quement, il peut s'en suivre des accidens graves qui compromettent
des organes importans : tels sont des
hémorragies nasales, des apoplexies,
des crachemens, des vomissemens
et des pissemens de sang, des pertes
chez les femmes.

Le flux hémorroïdal ACTIF est le plus
ordinairement précédé par des trem-
blemens de froid aux pieds, aux
jambes, aux cuisses et plus fréquemment aux lombes et au dos, des démangeaisons parfois agréables, souvent incommodes et avec picottement au fondement. Ce flux n'a ordinairement lieu qu'au moment des
efforts pour aller à la garde-robe : le
sang est d'un rouge vermeil ; à me-
sure qu'il coule, la pesanteur des reins
se dissipe et un bien être général
se fait sentir.

Le flux hémorroïdal PASSIF au con-

traire survient chez des personnes faibles, cacochymes, scorbutiques, qui
ont les chairs molles , les fibres flasques : le sang est alors clair, séreux,
décoloré : on peut l'arrêter impunément lors même qu'il est habituel.
Tout flux hémorroïdal passif, outre
qu'il n'est jamais avantageux, aggrave
constamment l'état des malades.
Mais en principe général il ne faut
jamais juger de leur état par la
quantité de sang qu'ils ont perdue.
toutes les fois qu'un flux hémorroïdal est très-abondant et qu'il n'est
suivi d'aucun accident nerveux ou
autre, on ne saurait le considérer
comme excessif : peut-être la nature
avait-elle besoin de cette évacuation.

Si au contraire la perte de sang est
suivie d'un trouble manifeste dans
les fonctions, l'évacuation doit être
regardée comme excessive, il est ur-

gent d'y porter remède; autrement il surviendrait faiblesse extrême du pouls, pesanteur des cuisses, froid des extrémités , vomissemens spasmodiques , coliques, sueurs froides , syncopes prolongées, sommeil pénible , sentiment de pression vers l'estomac, gonflement du ventre, borborygmes et par suite, marasme , enflure des pieds, du visage et des yeux, cachexie et hydropisie. Le flux hémorroïdal excessif, lors même qu'il ne serait pas funeste à sa première apparition , doit toujours inspirer des craintes, par les raisons qu'il a une grande tendance à récidiver, particulièrement lorsque les sujets sont faibles et cachectiques, ou qu'ils ont fait beaucoup d'excès. Il est souvent entretenu par l'engorgement des viscères du bas-ventre et du foie surtout.

DIX-SEPTIÈME OBSERVATION.

M. Th. C. garde du corps, âgé de 28 ans, d'un tempérament bilioso-sanguin, d'un caractère violent et ayant fait beaucoup d'excès de tout genre, était depuis son enfance sujet à des saignemens de nez qui se sont supprimés par l'exercice immodéré de la natation. Des HÉMORROÏDES ont été la suite de cette suppression; elles n'ont été pendant deux ans, qu'incommodes. Le principe de leur développement m'étant connu, je me serais bien gardé d'en entreprendre la cure radicale. L'usage habituel du BAUME DE CORVISART avait calmé très-efficacement toutes les crises douloureuses, que le moindre excès suscitait, lorsque dans l'hiver de 1824, ayant patiné long-tems, il tomba sur la glace, éprouvant de violentes coliques, des palpitations, une sueur froide et des douleurs cruelles dans le fondement ; il n'avait pas été à la garde-robe depuis cinq jours. Ramené à Paris, je lui prescrivis de suite un repos absolu, une potion calmante et rendue laxative avec l'huile de ricin, et des serviettes chaudes sur le ventre. Il se fit d'abondantes évacuations alvines ; et tous les accidens cessèrent. Au bout de quelques jours se trouvant très-bien, il fit une partie de plaisir où le punch et les liqueurs ne furent pas épargnés ; les mêmes accidens reparurent, et il perdit pendant le trajet de la voiture qui le ramena, une quantité de sang si considérable, qu'on le crut mort, étant couvert d'une sueur froide et sans pouls; l'hémorragie n'avait pas cessé lorsque j'arrivai. Elle ne fut arrêtée que par l'application de la glace sur les lombes et les parties internes des cuisses.

Si le flux hémorroïdal est salutaire toutes les fois qu'il est périodique et tempéré; son irrégularité, sa diminution ou sa suppression, peuvent avoir des suites fâcheuses. On y est exposé lorsque pendant que les Hémorroïdes fluent, on reçoit de l'eau froide sur quelque partie du corps, on passe d'un endroit chaud dans un endroit froid, ou bien lorsqu'on éprouve subitement quelqu'émotion vive, que l'on fait quelques excès dans le boire et le manger.

DIX-HUITIÈME OBSERVATION.

Feu M. de Bombelles , évêque
d'Amiens, sortant de son cabinet
où il faisait très-chaud, vint par
un froid rigoureux, faire visite à
M. l'abbé Alary, chapelain de Madame, duchesse de Berry, auquel
je donnais des soins. Il éprouva subitement devant moi un tremblement
général avec coliques , palpitations
violentes, rougeur extrême du visage et quelques vertiges, embarras dans la langue, et enfin les symptômes d'un véritable état apoplectique ; la conviction où je suis qu'un
tel état reconnait souvent pour
cause, la constipation ou une disposition hémorroïdaire, me fit de-

mander au malade s'il éprouvait cette disposition; un signe de tête affirmatif fut sa réponse : j'appris que M. de Bombelles, avait eu dans la matinée, en allant à la garde-robe, un écoulement de sang auquel il fit peu d'attention.

Il est bien probable que ce flux de sang eût continué, s'il n'eût pas passé de son cabinet à une température froide, quoiqu'en voiture.

Je n'hésitai pas à pratiquer de suite une saignée du pied; au bout de quelques heures, tous les accidens graves avaient disparu, et le vénérable prélat était transporté dans son lit.

Article 23.

Les Hémorroïdes *peuvent-elles être provoquées avec avantage chez des personnes qui n'en ont jamais eu ?*

Les Hémorroïdes sont quelquefois, disait Tissot, un avantage déplorable. Ce n'est guère que dans l'intention de remplacer une autre fluxion sanguine ou d'opérer une dérivation à l'égard d'un organe essentiel gravement affecté, qu'un médecin habile, peut faire naître à propos une fluxion hémorroïdaire en quelque sorte artificielle. J'ai soigné beaucoup de malades affectés de la poitrine, dont l'état s'est sensiblement amélioré, après avoir suscité cet état fluxionnaire que j'ai pro-

voqué aussi avec beaucoup d'avantages dans certaines affections goutteuses , rhumatismales , l'asthme ,
l'hypocondrie , la mélancolie, ou bien
pour remplacer un crachement de
sang, un saignement de nez, et remédier aux accidens variés que peuvent entraîner la suppression des règles, des suites de couche, les métas-
tases laiteuses (1) etc.

DIX-NEUVIÈME OBSERVATION.

Une dame âgée de trente-deux ans
ayant allaité son enfant pendant huit

---

(1) Mon ouvrage sur la CONNAISSANCE DU
TEMPÉRAMENT, cite des autorités imposantes
sur les désordres causés chez les femmes ,
par le lait, et sur l'efficacité des PILULES
INDIENNES pour y remédier. (Voir page 55).

mois , le sevra sans prendre de pré-
cautions et sans se purger. Ses règles
ne reparurent point : elle éprouva
dans la tête et les membres des douleurs horribles ayant le caractère
rhumatismal ; un médecin lui or-
donna des bains de vapeurs. Je fus
appelé pour voir la malade qui venait de prendre un de ces bains , et
qui était dans un état apoplectique ;
j'ordonnai de suite une saignée du
pied qui dissipa tous les accidens.
L'usage des PILULES INDIENNES fit
cesser les douleurs rhumatismales
fixées vers la tête. La malade se porta
assez bien pendant six mois. Un crachement de sang se manifesta avec
des douleurs déchirantes dans la poitrine: les règles n'avaient pas reparu ;
nouvelle saignée du pied dont l'effet
fut encore promptement heureux :
trois mois plus tard ; mélancolie af-

freuse, extravagances, tendance
l'aliénation, coliques, chaleurs vives
avec élancemens dans le fondement.
Ce symptôme appela toute mon attention; je ne doutai pas, en me reportant
à toutes les circonstances précédentes,
que la nature ne fit effort pour remplacer les règles par une fluxion hémorroïdale. Saisissant donc cette indication,
j'ordonnai trois applications succes-
sives de sangsues à l'anus à quatre
jours d'intervalle; dès la seconde application de sangsues, il y avait amé-
lioration sensible dans l'état de la
malade; quelques jours après leur
troisième application, il se manifesta de nouvelles coliques, de la
pesanteur dans le fondement, et
enfin ce que j'attendais avec impa-
tience, un flux hémorroïdal qui depuis environ six mois a paru quatre
fois assez périodiquement: son appa-

rition est quelquefois précédée de douleurs assez vives à l'entrée du fondement; le Baume de Corvisart les calme chaque fois très-efficacement.

Il est bien probable que la santé de la malade qui s'est améliorée manifestement, se soutiendra en bon état, tant que le flux hémorroïdal reviendra périodiquement, à moins qu'il ne cesse par le retour des règles.

Article 24.

Peut-on guérir sans danger une affection hémorroïdale qu'on a provoquée artificiellement?

La *dix-neuvième observation* qu'on vient de lire, prouve évidemment combien il était, dans ce cas, important d'entretenir la fluxion hémorroïdale. Il en sera de même toutes les fois qu'on l'aura provoquée dans l'intention de remplacer une fluxion sanguine ancienne et habituelle qui s'était supprimée.

Mais il n'en est pas toujours ainsi, comme on va le voir par l'observation suivante.

VINGTIÈME OBSERVATION.

M. P. N.***, receveur de rentes à Limoges, m'adressa un mémoire à consulter, où je remarquai ce qui suit :

J'ai quarante-cinq ans; je suis très-sédentaire depuis une quinzaine d'années que j'ai quitté le service militaire, ayant par conséquent mené dans un temps une vie fort active : mon père est mort d'un coup de sang ; ma mère a succombé à des pertes à l'époque de son temps critique. Vous voyez, M. le Docteur, que j'ai de puissans motifs pour craindre les effets du sang.

J'ai fait beaucoup d'excès dans ma vie, et surtout des excès de table; je suis d'un caractère violent; je saignais beaucoup du nez dans ma jeunesse; j'ai depuis quelque temps de violens tiraillemens d'estomac : un médecin de notre ville, qui ne voit partout que des inflammations que vous appelez *gastrites*, m'a fait appliquer sur le creux de l'estomac quatre-vingts sangsues depuis trois mois, et m'a soumis à une diète telle que je ne puis presque plus digérer: j'ai continuellement l'estomac douloureux. J'avais de fréquens étourdissemens qui ont diminué depuis que j'ai un vésicatoire au bras. J'ai le foie très-douloureux depuis une quinzaine de jours, le teint jaune et souvent des élancemens dans le fondement, comme s'il était traversé par mille aiguilles; je deviens sombre, inquiet, mélancolique.

Je ne doutai pas à la lecture de ce mémoire qu'il n'existât chez ce malade une tendance favorable de la part de la nature pour développer une fluxion hémorroïdale : cependant, avant de rédiger la consultation, je lui demandai de me répondre de suite aux questions suivantes. Monsieur a-t-il eu des maladies de peau ou vénériennes, des douleurs rhumatismales ou goutteuses, des sueurs aux pieds? existe-t-il une constipation habituelle? les urines sont-elles glaireuses? Il me fut répondu affirmativement à presque toutes ces questions : le consultant m'observa même qu'à l'âge de trente-six ans, il avait été traité pour un catarrhe de la vessie, dont présentement il ressentait quelques atteintes ; et qu'il avait eu plusieurs fois la gale étant militaire.

Résumé de ma consultation.

Saignée du bras, six sangsues à l'anus et au périnée alternativement tous les huit jours, vêtemens de flanelle, PILULES INDIENNES comme fondantes et laxatives, un bain sulfureux tous les deux jours, décoction de dent de lion et de saponaire nitrée et édulcorée avec le sirop d'althea et l'oximel simple, un régime très-adoucissant. J'ai appris qu'au bout de six semaines de ce traitement, un flux hémorroïdal assez abondant s'étant manifesté, l'estomac digérait bien, les douleurs de vessie n'existaient plus, le malade reprenait de l'embonpoint. Appelé à Paris pour affaires au bout de dix mois, il y fit quelques excès : le flux hémorroïdal qui ne paraissait assez modérément que tous les deux mois, fut deux fois dans ce voyage excessivement abondant, dans l'espace de quinze jours; ce qui me confirma dans le soupçon que j'avais déjà d'une maladie du foie. Ce flux ne fut arrêté que par des saignées du bras; mais le malade confiant dans le bon état de santé qu'il avait retrouvée depuis un an, voulut absolument guérir radicalement de son affection hémorroïdale, et me demanda de nouveaux conseils à cet effet. J'eus d'abord de la peine à céder à ses désirs :

cependant, prenant en considération l'état du foie qui était toujours très-volumineux ; je pensai que si l'on venait à bout de dissiper cet engorgement ; on pouvait en toute sécurité entreprendre une cure radicale.

Je soumis donc le malade au traitement suivant ; le succès fut des plus heureux, puisqu'il est actuellement dans un parfait état de santé.

Petite saignée du bras, tous les deux mois ; sucs d'herbes pendant une saison entière. (Ces sucs étaient composés avec des feuilles de dent de lion, fumeterre, chicorée, cresson et cerfeuil.)

Pilules indiennes tous les trois jours, à la dose de trois à chaque repas, frictions sur la région du foie avec l'onguent napolitain, boissons nitrées, frictions à sec sur la peau avec une brosse anglaise, exercice à cheval, beaucoup de distractions, régime végétal: des moitiés ou des quarts de lavemens avec de l'eau fraîche.

Le baume de Corvisart calme comme par enchantement les douleurs toutes les fois que la fluxion hémorroïdale menace de paraître.

Un cautère a été substitué au vésicatoire du bras. Aussitôt qu'il y a constipation, elle est combattue très-efficacement par les Pilules indiennes. (Voir page 55).

Article 25.

Traitement relatif aux douleurs et tumeurs hémorroïdales.

On calmera constamment les douleurs qui accompagnent les tumeurs hémorroïdales, en les bassinant plusieurs fois dans la journée avec de l'eau fraîche et y laissant appliqué dans les intervalles, notre BAUME après s'en être servi en onctions. On s'abstiendrait d'eau froide si les tumeurs étaient très-enflammées et très-douloureuses au toucher. Le BAUME seul suffirait alors.

Si le gonflement résiste à ces moyens et que l'on craigne une vive inflammation, il faut dégorger les tumeurs par la lancette ou les sangsues. La lancette serait préférable si la tumeur contenait un sang grumelé, et si elle était dure et volumineuse.

Les cataplasmes chauds et les fumigations sont en général nuisibles, ainsi que les astringents. J'ai souvent employé avec succès des cataplasmes faits avec des feuilles de jusquiame, saupoudrés de safran, appliqués tièdes sur le fondement qu'on avait oint préalablement avec notre BAUME.

Il faut autant que possible cher-

cher à faire rentrer les tumeurs hémorroïdales, à l'aide de plusieurs
doigts enduits de Baume, aussitôt
qu'elle sortent du fondement. Si l'on
ne peut y parvenir, on est exposé à
des accidens plus ou moins graves,
dont le premier est l'inflammation.

Il faut, lorsqu'elle est violente, la
combattre par une saignée du bras,
l'application de sangsues sur la région
des lombes, et jamais sur les tumeurs
quand elles sont très-enflammées; autrement l'on pourrait provoquer la
suppuration et la gangrêne. Bains de
siège avec une décoction de camomille, de cerfeuil et de graines de lin.
Ces bains ne seront que légèrement
tièdes; l'eau ou les vapeurs chaudes
ont l'inconvénient d'augmenter la
saillie extérieure des tumeurs et par
suite l'inflammation. Les lavemens
chauds sont de même en général nui-

sibles aux hémorroidaires. On fera de douces onctions sur les tumeurs avec notre Baume: on en étendra sur des plumaceaux faits avec de la charpie, de la ouatte ou de l'agaric (amadou) appliquant par-dessus un cataplasme tiède de lait et de farine de lin. On peut même souvent s'en dispenser. Quand l'inflammation aura diminué et jamais avant, on se trouvera bien de recevoir des moitiés ou des quarts de lavemens d'eau fraîche, à l'aide d'une canulle de gomme élastique; ces lavemens, ou bien des douches ascendantes d'eau froide, conviennent aussi parfaitement dans les douleurs appelées *nerveuses*, surtout lorsqu'on les prend au moment où l'on éprouve le sentiment du premier besoin d'aller à la garde-robe. Boissons rafraîchissantes acidulées, nitrées ; limonade légère, orangeade, eau de groseille, eau de tilleul ou de feuilles d'oranger édulcorée avec le sirop de limon, de groseilles, de vinaigre framboisé. On tentera de faire rentrer les tumeurs le plutôt possible.

Lorsque les douleurs excessivement inflammatoires ne cessent pas promptement, il faut réclamer les soins d'un homme de l'art : il arrive quelquefois des accidens très-graves, nous ayant consulté trop tard. Les moyens de remédier à ces accidens ainsi que tous ceux employés pour enlever les tumeurs qu'il est impossible de réduire, ou pour détruire des tubercules hémorroïdaux, ne doivent pas trouver place ici.

La plupart de ces moyens étant du domaine de la chirurgie; je ne dois mentionner que les cas où l'on peut, étant privé de secours étrangers, adoucir soi-même ses souffrances,

et remédier aux accidens les plus ur-
gens, en mettant à profit, avec dis-
cernement tous les conseils que je
donne à ce sujet.

La cause la plus fréquente des Hémorroïdes étant la *constipation* ; il
faut s'occuper constamment de la
prévenir ou de la combattre. Les Pilules indiennes (page 55), offrent
dans ce cas une ressource des plus
précieuses, en en secondant l'usage
par le régime, et tous les soins qui
feront le sujet de l'article 29 (p. 163).

Une autre cause des Hémorroïdes,
est la chute du fondement : les personnes sujettes à cet accident, doivent chercher à replacer l'intestin,
dès qu'elles ont été à la selle. Il est
convenable en ce cas de se tenir
couché dans une position horizon-
tale, et de comprimer doucement
l'anus, après l'avoir lavé avec de

l'eau froide; jusqu'à ce qu'on ait obtenu une réduction complète. Des lotions d'eau fraîche, faites plusieurs fois par jour et secondées d'onctions avec notre Baume, sont aussi le meilleur moyen de faire cesser le ténesme: (envies continuelles d'aller à la garde-robe, sans rien évacuer) : ces ténesmes ou épreintes ont souvent la cause de la chute du fondement.

Toutes les fois que les tumeurs hémorroïdales ne sont pas enflammées ni très-douloureuses, le moyen de pression qu'on puisse exercer sur elles avec le plus d'avantage, consiste à rester assis sur un linge ramassé en pelotte, en mamelons; ce qui est bien en opposition avec l'usage vulgaire et si mal raisonné des bourrelets ou coussins percés au centre, qui ne peuvent qu'aggraver tous les acci-

dens, et auxquels on devrait constamment renoncer. J'ai eu souvent occasion de faire disposer par un habile
mécanicien des appareils infiniment
commodes pour maintenir les tumeurs hémorroïdales continuellement réduites, de même que des
coussins élastiques remplis d'air, faisant l'office de sièges.

Article 26.

Traitement relatif au flux hémor-
roïdal.

L'article 22 (page 117), ayant été
consacré à l'exposition des accidens
qui proviennent de la suppression
du flux hémorroïdal, de son irrégularité ou de son excès; je dois me
borner à tracer ici les moyens de

remédier à ces accidens ou de les prévenir.

Le flux hémorroïdal modéré et qui paraît à des époques éloignées les unes des autres est plutôt un assujétissement incommode qu'une maladie. Il n'y a que nos relations avec les personnes qui en sont atteintes, qui peuvent nous faire décider si elles doivent y rester assujetties, ou si l'on peut impunément les en délivrer.

Mais toutes les fois que le flux hémorroïdal affaiblit sensiblement ; ce qui est annoncé par une grande pâleur : il faut chercher à le modérer sans pourtant y procéder trop brusquement, le travail fluxionnaire pouvant se transporter sur un organe important.

Le malade sera étendu horisontalement sur un lit assez résistant ; couché sur le ventre autant que possible, les pieds un peu plus élevés que la tête ; on évitera la chaleur, le bruit et la lumière : si le sang continue à couler abondamment, on pratiquera de suite une saignée du bras ; on donnera une boisson froide, acidulée, telle que des limonades, de l'eau de groseille, des infusions de tilleul ou de feuilles d'oranger édulcorées avec des sirops de limon ou de vinaigre ; on peut y ajouter douze ou quinze grains de nitrate de potasse (sel de nitre), par pinte ; petit lait pur ou mêlé avec le sirop de violettes, le suc de pepins de grénade, du jus de citron : et mieux encore 15 ou 20 gouttes d'acide sulfurique ou nitrique, par pinte de limonade ou d'eau : compresses trempées dans de l'eau froide, appliquées sur l'intérieur des cuisses, et le périnée, sur les lombes et sur les aines.

Si ces moyens sont insuffisans, il faut appliquer des ventouses scarifiées aux épaules ou sur les bras, comme moyen puissant de dérivation ; et sur la région hypogastrique, si l'hémorragie avait lieu chez une femme. On peut appliquer deux ou trois ligatures sur les bras ; des synapismes, des vésicatoires aux membres supérieurs ; un moyen assez efficace est un emplâtre d'ail cru pilé, à la face interne de chaque avant bras : potions et lavemens dans lesquels on fait entrer de l'alun.

Je suppose pour l'emploi de tous ces moyens que le flux *hémorroïdal* est ACTIF, c'est-à-dire qu'il a lieu chez un malade fortement constitué, pléthorique et dont le pouls présente de la force, de la dureté.

Voici la formule d'une potion que j'ai souvent conseillée avec succès.

Prenez. Eau de roses.. . . ℥ iv. 4 onces.
Extrait de véritable
  ratanhia du Pérou. . . ℥ iij. 3 gros.
Jus de citron. . . . . . . 12 gouttes.

On donnera de légers laxatifs, tels que l'huile de ricin, la crême de tartre ou la pulpe de tamarin. Application d'eau froide ou de glace pilée sur l'anus, dans le cas seulement où l'on juge que l'hémorragie est excessive: injections astringentes.

Toutes ces hémorragies proviennent ordinairement des Hémorroïdes internes; s'il arrivait que le sang vint de tumeurs hémorroïdales externes, on les couvrirait de charpie trempée dans de l'eau saturée d'alun, et maintenue par une compresse et un bandage en T.

Si le flux hémorroïdal se compliquait d'accidens nerveux et de vives douleurs au fondement, on donnerait à l'intérieur des préparations dans lesquelles seraient combinés l'opium, l'éther et le camphre.

Si tous ces moyens étaient insuffisans, il y aurait lieu de croire qu'il existe une cause organique; il faudrait alors réclamer les secours de la chirurgie.

Si le flux hémorroïdal est PASSIF, c'est-à-dire accompagné des circonstances mentionnées page 22, il faut chercher à l'arrêter le plus tôt possible; on aura recours aux toniques. Mais jusqu'à ce que les efforts hémorroïdaux soient entièrement appaisés, on s'abstiendra des irritans; les boissons fraîches, les clystères avec l'eau froide, suffisent quelquefois pour faire cesser les accidens. On commence par les excitans, tels que l'infusion aqueuse de millefeuilles, de camomille romaine, avec vingt gouttes d'esprit de nitre dulcifié : lé-

gères frictions sur l'abdomen, injections et douches avec de l'eau froide.
On passe ensuite à l'usage des amers,
des eaux minérales ferrugineuses,
de l'infusion froide de quinquina. Je
prescris en ce cas avec beaucoup de
succès la potion suivante, dans laquelle le quinquina est combiné
avec l'opium.

Prenez. Extrait de quinquina. ʒ ij. 2 gros.
——— d'opium..... ʒ ß ½ gros.
Sirop de coings........... ℥ ij ß 2 onc. ½
Eau distillée de menthe..... ℥ iv. 4 onces.
——————— de canelle...... ℥ iv. 4 onces.

Je prescris souvent aussi un mélange de deux grains de carbonate de
fer ou de limaille de fer porphyrisée,
avec la conserve de cynorrhodon.

Ces remèdes seront secondés par
un régime convenable, des consom-
més, de la gélatine, des vins géné-
reux et des analeptiques.

Si l'on reconnaissait une disposition scorbutique, on donnerait les dépuratifs, les sucs d'herbes antiscorbutiques.

On aura soin que l'air de la chambre des malades soit toujours frais et renouvelé.

Dans les cas d'insuffisance de tous ces moyens pour arrêter l'hémorragie; les secours de la chirurgie deviennent indispensables.

ARTICLE 27.

Traitement relatif à la suppression du flux hémorroïdal.

La suppression du flux hémorroïdal donnant lieu à des accidens mentionnés à l'article 22, d'où résultent de l'irritation et des spasmes par le transport de la fluxion sur quelque organe important; il convient d'opérer une prompte détente dans toute l'économie. On s'accorde généralement à regarder la saignée dérivative du pied comme très-efficace en ce cas. Je conviens que ses effets sont très-rationnels; mais j'ai vu souvent une ample saignée du bras par une large ouverture, amener sur-le-champ un état de calme et de relâchement très-propre à seconder l'action d'un bain *tiède*, auquel on fait succéder l'application d'une sangsue à l'anus, répétée chaque jour, jusqu'à l'apparition des signes de la fluxion. Au surplus, c'est au médecin consulté en pareilles circonstances à décider la préférence à donner à la saignée du bras ou du pied, selon que les accidens provoqués par la suppression du flux hémorroïdal existent vers la tête, la poitrine ou le bas-ventre.

Les grands bains doivent être en ce cas, seulement tièdes.

Les bains locaux, en vapeurs par exemple, au-dessus d'un vase, doivent être très-chauds.

Les bains de pieds sont encore un des meilleurs moyens de rappeler la fluxion hémorroïdale : mais il faut les supporter aussi chauds que possible, ayant soin que l'eau ne s'élève pas plus haut que les malléoles : on peut les rendre excitans avec deux poignées de sel de cuisine ou deux onces de farine de moutarde.

L'application des sangsues à l'anus est très-propre à opérer un effet dérivatif très-marqué; mais on y a souvent recours de la manière la plus inconsidérée. J'en ai vu résulter des inflammations et des douleurs très-violentes; il faut, comme je viens de le dire, n'user de ce moyen qu'après avoir calmé l'éréthisme général par une saignée abondante et par un bain tiède; et c'est en sortant du bain qu'on appliquera une ou deux sangsues seulement à l'anus, plusieurs jours de suite s'il le faut, plutôt que d'en appliquer un grand nombre à la fois, à moins qu'il n'y ait imminence d'apoplexie, d'inflammation de poitrine ou de bas-ventre.

J'ai vu également de très-bons effets des ventouses scarifiées sur les lombes, les fesses, les cuisses, et même sur l'anus, en abstergeant l'endroit scarifié avec de l'eau très-chaude pour exciter le sang à couler.

J'affirme que la médecine ne possède pas de remède plus héroïque que les PILULES INDIENNES (page 55).

pour rappeler le flux hémorroïdal. Mon ouvrage sur LA CONNAISSANCE DU TEMPÉRAMENT indique d'une manière très-détaillée leurs propriétés et la manière d'en faire usage dans toutes les circonstances où je les indique.

On peut, dans le cas dont il s'agit, en seconder les effets par des demi-lavemens chauds ou rendus excitans avec du sel de cuisine ou du savon.

Le BAUME DE CORVISART sera employé toutes les fois qu'il existera de la douleur au fondement.

Article **28**.

Flux muqueux (HÉMORROÏDES blanches).

Certaines personnes sont sujettes à éprouver par le fondement un flux de mucosités claires et blanchâtres, qui quelquefois n'est qu'un suintement tachant habituellement le linge, et qui d'autres fois sort par flocon, lorsqu'on va à la garde-robe ou que des vents s'échappent.

Cet accident n'a souvent d'autre caractère qu'une cuisson habituelle. Il peut coïncider avec l'écoulement sanguin, le précédant ou le suivant de quelques jours : il a chez les femmes infiniment de rapport avec les fleurs blanches.

Une assez longue expérience dans le traitement des maladies vénériennes, m'a démontré que cet écoulement ou suintement de mucosités avait fréquemment un caractère suspect; très-souvent cependant, il annonce une inflammation chronique essentielle de la membrane interne de l'intestin rectum.

Son prognostic est en général d'autant plus grave qu'il existe depuis plus long-temps : il en est de même si cet écoulement est lié à une maladie cutanée (telle que des dartres), qui ait jeté de profondes racines.

Les moyens de guérir cet écoulement ou flux muqueux seront différens, selon qu'il y aura état inflammatoire aigu ou état chronique et indolent.

Dans le premier cas, on aura recours aux émolliens, aux grands bains ou bains de siège tièdes, à des injections adoucissantes dans le rectum; le BAUME DE CORVISART calme en ce cas l'irritation comme par enchantement.

Si l'écoulement est au contraire ancien et indolent, il ne faut pas le supprimer brusquement, surtout s'il est continuel et abondant; on suivra un traitement intérieur tonique, analeptique, et apéritif; combinant ensemble les préparations ferrugineuses, le quinquina et l'usage des PILULES INDIENNES, qui préviendront la *constipation* si ordinaire et si contraire en ce cas, (voir page 55), et qui procureront des évacuations assez répétées pour suppléer à l'écoulement d'humeurs qui se faisait habituellement par l'anus.

Tous ces moyens seront secondés par le régime, un exercice régulier, l'équitation surtout, l'habitation dans un lieu sec et bien aéré.

Lorsqu'on aura réussi à modérer l'activité de ce flux, on pourra chercher à le faire cesser entièrement à l'aide de médicamens balsamiques ou astringents; de douches ou de lavemens avec de l'eau froide. L'eau de mer, les eaux minérales sulfureuses ou ferrugineuses sont indiquées aussi dans ce cas.

Si tous ces moyens étaient insuffisans, on établirait un cautère à la cuisse.

Article **29**.

Régime et règles de conduite qui conviennent généralement aux hémorroïdaires.

TEMPÉRATURE. CLIMAT. HABITATION.

Un climat tempéré convient généralement aux hémorroïdaires. Une grande chaleur et un froid vif, exaltant les organes biliaires, affaiblissent tout le système digestif et causent des constipations opiniâtres. J'ai connu des hémorroïdaires qui ont guéri par le seul changement de climat. Les brusques variations de température leur sont infiniment nuisibles, en ce qu'il en résulte des suppressions de transpiration cutanée, notamment de la sueur des pieds, qui alors deviennent habituellement froids. Leurs habitations seront autant que possible exposées au midi, l'humidité leur étant très-contraire; ils rechercheront des logemens assez spacieux, bien clairs et bien aérés; ils éviteront de coucher dans des appartemens trop échauffés et dans des alcoves. Le séjour à la campagne leur convient.

NOURRITURE.

La nourriture sera généralement douce et légère. Les hémorroïdaires doivent éviter les alimens, âcres, échauffans, stimulans, l'ail, l'oignon, le safran, la moutarde, les salaisons, les épices : cependant il convient que leurs alimens soient modérément assaisonnés pour prévenir la constipation en excitant suffisamment les intestins. Ils rechercheront toutes les viandes blanches préférablement au gibier, et plutôt bouillies que rôties, le poisson d'eau douce, les huîtres, le beurre frais, tous les alimens aqueux; du laitage, des œufs frais, des compottes; les prunaux et les fruits pulpeux particulièrement: du pain de froment, de seigle de préférence, bien levé et rassis. Les légumes farineux sont nuisibles en ce que, développant des vents ou flatuosités, ils fatiguent les intestins, ainsi que tous les alimens qui nourrissent beaucoup sous un petit volume; ils ne doivent adopter une diète ni entièrement végétale, ni entièrement animale, mais une heureuse combinaison des deux; les potages leur conviennent peu : ils éviteront en général de manger chaud, si toutefois l'estomac n'en souffre pas. Les boissons à la glace leur sont cependant contraires, pouvant provoquer ou supprimer les Hémorroïdes.

Les boissons spiritueuses, les liqueurs, les eaux-de-vie, les vins forts et étrangers, tels que le Madère, le Porto, le punch au rhum surtout et bû chaud, leur sont infiniment nuisibles; il en est de même du thé, du café, à moins que l'habitude n'en soit ancienne.

Hildebrandt recommande une soupe à la bière, comme aliment précieux, qui convient surtout aux personnes maigres, pour fortifier et nourrir.

M. le docteur Marc indique la manière suivante de préparer cette soupe.

On fait bouillir une pinte de bière

à laquelle on ajoute deux jaunes d'œufs bien battus avec beaucoup de sucre pour en corriger l'amertume ; on y détrempe ensuite du pain rôti et coupé en petits morceaux : quelques personnes y ajoutent du lait.

Cet aliment est très-convenable aussi pour les enfans maigres, et débiles qu'on veut sévrer, et qui ne peuvent supporter le lait des animaux. Ils restent souffrans jusqu'à ce que l'on change leur nourriture et profitent à vue, lorsqu'on les nourrit avec la soupe à la bière.

Le vin rouge ou blanc mêlé d'eau, est en général la meilleure boisson pour les hémorroïdaires : ceux dont l'estomac supporte bien la bière et le cidre, peuvent en continuer l'usage, les coupant avec de l'eau.

Les hémorroïdaires étant, ainsi que les personnes atteintes de rhumatismes , très-sensibles aux variations de température, seront vêtus chaudement, pour entretenir la transpiration insensible ; les vêtemens de laine , de flanelle sur la peau, leur sont généralement convenables : ils éviteront les ligatures, les vêtemens trop serrés sur le ventre qui ont l'inconvénient de gêner le cours du sang.

Les chambres à coucher seront assez spacieuses pour que l'air soit renouvellé suffisamment ; elles seront claires et sans alcoves.

Les hémorroïdaires éviteront les lits trop mous et trop chauds, tels que ceux de plume, qui favorisent l'afflux du sang vers le bas-ventre : un sommier de crin et un bon mate-las ordinaire sont pour eux un très-bon lit.

Se coucher de bonne heure et se lever matin est une excellente habi-tude; les veilles sont infiniment nui-sibles.

On préférera pour siége habituel un coussin garni de crin, bombé dans le milieu et recouvert de maro-quin ou de cuir lisse.

J'ai déjà dit précèdemment que beaucoup de personnes, parmi les employés surtout, les hommes de ca-binet, et tous ceux que leur état force à être constamment assis, se trouvent parfaitement à leur aise sur un tampon de linge fait en pelotte et ramassé en mamelon : d'autre s'appli-quent sur le fondement un petit cous-sinet de charpie, maintenu par un appareil convenable : les bourrelets troués dans leur milieu et dont l'usage est si commun, sont une invention des plus défectueuses ainsi que je l'ai déjà exposé.

Les hémorroïdaires font bien de varier leur position en général; en travaillant debout et assis alternativement. Les bancs de pierre froids, tous les siéges humides, ou fortement échauffés par le soleil, sont contraires ainsi que l'habitude, inconvenante d'ailleurs, qu'ont certaines personnes en société de se tenir devant une cheminée, pour se chauffer les reins.

EXCRÉTIONS.

La plus importante des excrétions est la transpiration insensible. Il convient de l'entretenir par des frictions journalières avec une flanelle, ou mieux des brosses douces appelées *brosses anglaises* et des vêtemens de flanelle sur la peau. Il est bien important d'éviter le froid aux pieds.

On entretiendra le cours des urines, en buvant assez abondamment aux repas.

L'évacuation des matières excrémentitielles est de la plus grande importance à surveiller, la constipation étant souverainement nuisible aux hémorroïdaires. — La médecine leur offre une ressource infiniment précieuse pour la prévenir ou la combattre, dans l'usage méthodique des Pilules indiennes mentionnées page 55 et à l'aide du régime indiqué page 164. Il convient aussi de satisfaire le besoin d'aller à la garde-robe aussitôt qu'on l'éprouve, et d'éviter d'y faire de grands efforts. Une mauvaise habitude, qu'ont beaucoup de personnes; c'est de se tenir trop longtemps sur le siège des lieux d'aisance.

L'acte vénérien est rarement nuisible aux hémorroïdaires; il convient de s'y livrer avec modération toutes les fois qu'on en éprouve le besoin.

EXERCICE.

L'exercice est en général un moyen de diminuer les congestions dans le système circulatoire du bas-ventre: ceux qui sont accoutumés à un exercice habituel, sont plus gras et mieux portants que les autres hommes, et ils sont rarement sujets aux embarras des viscères du bas-ventre.

L'exercice de toute espèce doit

être le principal moyen d'éviter ou de combattre l'état de pléthore : mais aux approches immédiates du flux hémorroïdal, il faut éviter de marcher et de monter à cheval ; ces exercices augmentant l'afflux du sang vers les vaisseaux hémorroïdaux.

L'état sédentaire est infiniment contraire aux hémorroïdaires.

Il convient de se livrer à tous les exercices et amusemens qui mettent tout le corps en action sans fatigue ni mouvemens brusques : le travail sur le tour, le jeu de paume, de volant, le mail, le billard surtout, le labourage à la bêche, l'action de scier du bois et mieux encore de raboter, les promenades à pied, l'exercice à cheval à toutes les allures, même au trot. Cet exercice a été souvent à tort regardé comme contraire aux hémorroïdaires. Je l'ai conseillé maintes fois avec succès, comme moyen palliatif ou propre à seconder la cure radicale des Hémorroïdes quand on peut l'entreprendre.

BAINS, LAVEMENS, LOTIONS.

Les bains chauds sont nuisibles en ce qu'ils agitent et énervent : ils doivent être tièdes pour calmer, délasser et rafraîchir. Les bains froids et surtout ceux de rivière sont éminemment toniques, et fortifient les organes digestifs ; mais ils seraient infiniment nuisibles, si quelques symptômes annonçaient une crise ou un accès de fluxion hémorroïdale. Les bains de pieds ne conviennent que comme moyen de propreté, à moins que ce ne soit pour rappeler des Hémorroïdes supprimées.

L'habitude journalière des lavemens et des lavemens chauds surtout est pernicieuse, par l'affaiblissement qu'ils produisent dans le canal intestinal : des moitiés ou des quarts de lavemens frais ou au plus tièdes , sont bien préférables. On ajoute à leurs bons effets , en faisant usage des Pilules indiennes (page 55) qui sont si précieuses pour les personnes qui voyagent, et que rien n'empêche, par exemple, de se laver souvent l'anus avec de l'eau fraîche, et autant que possible même après chaque selle; ce soin convient surtout lorsqu'il faut faire rentrer des tubercules hémorroïdaux qui sont sortis par les efforts d'expulsion des excrémens.

Toutes les personnes sujettes aux Hémorroïdes éviteront en général des crises douloureuses, en faisant matin et soir des onctions sur l'anus avec le Baume de Corvisart, mentionné avec tant d'avantages dans tout le cours de cet ouvrage.

ÉTAT MORAL.

Les hémorroïdaires assez naturellement sombres et mélancoliques ont besoin de beaucoup de dissipations, de distractions. Ils rechercheront les émotions douces, s'efforceront de modérer leurs passions, éviteront tout ce qui peut fatiguer le cerveau par des travaux de tête trop assidus, une trop forte contention d'esprit; les veilles prolongées la nuit dans le monde, échauffent tout le corps et sont pernicieuses.

Les hémorroïdaires sauront combiner ensemble et faire alterner les travaux ou occupations qui délassent le corps et l'esprit. Il serait à désirer qu'ils fussent constamment à l'abri du tracas des affaires, des peines, des soucis et de toutes les affections vives de l'âme.

CONCLUSIONS.

ET

Résumé général des propriétés du Baume de Corvisart; *circonstances dans lesquelles il convient d'en faire usage; manière de s'en servir.*

1° Les Hémorroïdes sont une des incommodités les plus fréquentes et les plus douloureuses dont puisse être affligée l'espèce humaine; elles sont susceptibles de dégénérer en affections graves et cruelles.

2° Aucune maladie n'est plus sujette à la récidive.

3° Il est quelquefois bien difficile de les maintenir dans leur état de simplicité; aussi ne doit-on rien négliger pour les combattre dès qu'elles se montrent pour la première fois.

4° Leur suppression, lorsqu'elles sont fluentes ou anciennes, peut être suivie des plus grands dangers.

5° C'est à la distinction des Hé-morroïdes en *accidentelles* et *constitutionnelles*, que se rattachent toutes les considérations en faveur de leur *cure radicale* ou de l'urgence de les *entretenir*.

Cette affection a souvent un caractère héréditaire.

6° Les Hémorroïdes sont beaucoup plus souvent qu'on ne le croit communément la suite d'un vice dans la santé. Il convient donc de bien reconnaître ce vice pour les guérir *radicalement :* il consiste fréquemment dans un engorgement des viscères du bas-ventre, *du foie* particulièrement.

7° Il ne suffit pas de juger dans quelles circonstances on doit exciter ou entretenir les Hémorroïdes ; il faut savoir quelquefois les développer à propos chez des personnes qui n'en n'ont jamis eu, afin d'arrêter les progrès de certaines maladies graves ; telles que la *pulmonie*, les *maladies organiques du cœur ou des gros vaisseaux*, *les dispositions à l'apoplexie*, *l'asthme sanguin*, *les aliénations*, *la mélancolie*, *etc*. L'usage bien raisonné des Pilules indiennes, est dans toutes ces circonstances de la plus grande efficacité. (*Voir page* 55).

8° Il n'existe pas de maladies où la connaissance du tempérament soit plus importante.

9° Beaucoup de personnes ont, sans en avoir le moindre soupçon, des Hémorroïdes internes qui sont la source d'une infinité de maux, de *maladies nerveuses* surtout.

10° Il est bien essentiel d'observer chez les femmes, les rapports qui existent entre les Hémorroïdes et *l'état menstruel*, particulièrement à l'époque de l'âge critique.

11° Les causes des Hémorroïdes sont infiniment nombreuses et variées : la plus ordinaire est la Constipation dont un autre inconvénient est d'accroître les accidens et les douleurs qui les accompagnent ; aussi est-il bien urgent de la prévenir ou de la combattre aussitôt qu'elle existe. Il est bien reconnu aujourd'hui que la médecine ne possède pas à cet effet de remède plus efficace que les Pilules indiennes, pag. 55.

12° Les Hémorroïdes ont avec beaucoup d'autres affections, certaines apparences de ressemblances qui peuvent donner lieu à des méprises très-funestes.

13° L'état hémorroïdaire réagit quelquefois très-vivement sur le moral ; de même que les affections morales ont souvent une grande influence sur le développement des Hémorroïdes, le retour ou l'intensité des crises.

14° L'observation rigoureuse des préceptes de l'hygyène (toute la manière de vivre en général), est d'une grande importance pour les *hémorroïdaires*.

15° De tous les accidens qui accompagnent les Hémorroïdes , la *douleur* est sans contredit celui qu'on redoute davantage ; il est d'autant plus urgent d'y remédier , que la continuité *d'irritations* sourdes ou vives , dans l'intestin rectum , doit faire craindre avec le temps des dégénérescences *squirreuses ou cancereuses*. Il importe bien de distinguer les *douleurs nerveuses* d'avec celles qui ont un *caractère inflammatoire*.

LE BAUME DE CORVISART offre le double avantage d'être à-la-fois *calmant* et *résolutif*. Beaucoup de *tumeurs hémorroïdales* disparaissent par son usage, sans l'application d'aucun autre topique ni de sangsues.

Il s'emploie en onctions sur le fondement ou sur les tumeurs, quand elles sont extérieures : si elles sont susceptibles d'être comprimées, on les couvrira d'un léger plumaceau de charpie, de ouatte, d'un tampon de mousseline fine ou d'un morceau d'agaric (amadou) enduit de BAUME et maintenu par des compresses graduées et un appareil convenable.

Lorsque les douleurs ou les tumeurs sont intérieures, on introduira dans le fondement des mèches de charpie ou des bandelettes de linge fin, enduites de Baume.

On peut en seconder très-heureusement les bons effets, en prenant des moitiés ou des quarts de lavemens d'eau fraiche, qui ainsi que toutes lotions froides, seraient contr'indiqués s'il existait un violent état inflammatoire, ou si les femmes avaient leurs règles.

Un grand avantage qu'offre le Baume de Corvisart, c'est qu'il ne peut jamais produire d'effets nuisibles; il se conserve sans s'altérer, et convient dans toutes saisons. Il est infiniment précieux pour les personnes qui voyagent; sa vertu éminemment calmante, en fait aussi un remède très-efficace dans tous les cas de plaies, de chancres , d'ulcérations douloureuses quelconques, vénériennes, dartreuses provenant de brulûres ou d'engelures; en l'étendant sur du linge fin et mieux encore sur des plumaceaux de charpie effilée ou rapée. Les femmes se servent avec avantage de ce Baume pour calmer les cuissons, les ardeurs et toutes les irritations vers les parties génitales, surtout lorsqu'elles sont affectées de fluers blanches.

Nota. Le Baume de Corvisart se trouve à Paris, chez M. Trevez-Mare, pharmacien, *rue Neuve-des-Petits-Champs*, N° 58.

Prix : 5 fr. le Flacon (avec prospectus.)

On trouve à la même Pharmacie les Pilules indiennes mentionnées page 55. Prix, 3 fr. la boite de cent Pilules (avec Prospectus.)

————

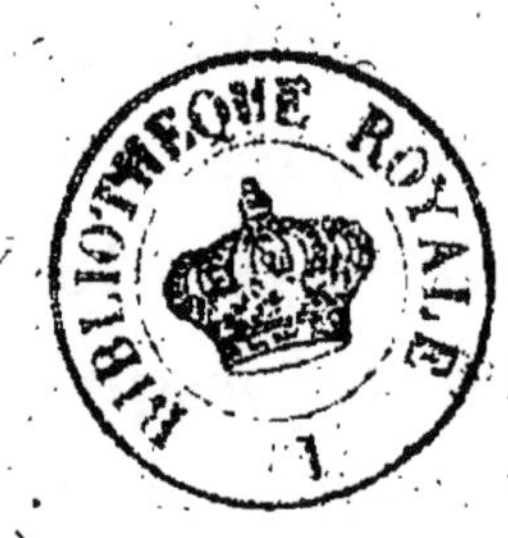

TABLE DES MATIÈRES.